癌症可以战胜

[美] 丹·肯纳 (Dan Kenner) 著

雷秀雅 郭成 译

提升机体抗癌能力的身心灵方法

THE WHOLE-BODY

TWORKBOOK FOR

CANCER

重庆大学出版社

·序·

一份不幸的医学诊断书会改变人的一生。当生命受到威胁时，很自然会感受到巨大的恐惧。这时，你会感到困惑，不知道该相信什么、相信谁，也不知道该怎么办。混乱的思维会导致信任危机，甚至连自己的直觉也不敢相信。在此情形下，很多人感到无助和绝望，而这正是应对疾病丧失勇气和力量的典型表现。

此时，你需要亲人、朋友的爱和支持来帮助你战胜本能的恐惧和无助感；需要对自己的治疗团队树立信心；需要掌握信息，以便你作出最符合自己需要和意愿的决定。或许，癌症确诊后所带来的震撼会唤醒你追寻内心更深层次的自我意识。在这之后，你需要了解癌症康复的知识，它能赐予你力量和能力，帮你作出满怀乐观和希望的选择。

虽然人类目前无法掌握决定我们命运的所有因素，但是我们有能力决定自己生理和精神生活的质量。尽管很不幸，环境因素导致了一些癌症发病率的增加，但我们还是在癌症患者的生存率及其生活质量上取得了相当大的进步。

　　不过，没有谁期望癌症或是希望收到一份癌症诊断报告，可是，在抗癌过程中，你可以学到很多有用的方法，这些方法在整合思维、身体和精神的同时，也加强了内在的反应力来积极应对这些挑战。至少，它们会帮助你远离被诊断为癌症后最初的绝望。

　　我相信：真正的治疗是我们在生理、情感、心理和精神各方面都取得进展。这种观点已经成为传统医学治疗精神的一部分，经受住了时间和空间的考验。本书中，作者丹·肯纳用自己专业的学术理论、实践经验，以及他对癌症患者的同情与关爱，为我们提供了很多可供选择的资源，列举了许多有利于我们康复的方法。这样一套全面的治疗方案，不仅有助于优化癌症患者的治疗，提高患者的生活质量，甚至还可以延长患者的寿命。

　　祝您一切顺利！

　　恩端科·梅尔森（EnRico Melson），医师，公共卫生学硕士，美国预防医学学会成员，美国综合医学董事会成员，美国化医学专科医师

加利福尼亚州比弗利山整体医学研究所

2009 年 6 月

·前 言·

除了突遭武装抢劫的受害人以外，没有什么比被诊断为癌症更让人感到无能为力的了。愤怒、悲伤、恐惧、无能为力交织在一起，让人觉得无助。本书的主要目的就是为你提供一些必要的方法，帮你克服这种无能为力的感觉。无能为力的感觉会对健康造成灾难性的摧毁，这种摧毁甚至比环境恶化、基因损害更为严重，关键是因为当你自己或者你的亲友面对癌症的时候，各种因素都会引起无能为力的感觉。最主要的是，你感到无能为力是因为你不得不面对一个事实——目前癌症仍被认为是一种无法治愈的疾病。如果连现代医疗技术都无法治愈癌症，作为外行的我们又能做些什么呢？我们完全把患病的忧虑与求生的机会转交给专业的医务人员（通常是大型的医疗机构），而不发挥自主性，又会心生歉意，尤其是当医护人员为我们作决定后而我们却没有全力配合时。

无能为力的感觉已成为很多科学研究的主题。宾夕法尼亚大学的一项研究表明，当实验中的动物对刺激感到无能为力的时候，它们的抵抗力就会下降，免疫系统也会减缓对肿瘤作出反应的速度。该实验结果还证明，无能为力的感觉可以加速肿瘤的扩散过程（Visintainer, Volpicelli & Seligman， 1982）。所以，自身内心的强大——不仅可以让你感到更有力量，而且可以延长生命。

根据媒体报道，医学研究的前沿——遗传技术的研究成果表明，导致疾病的主要原因是个体内部的遗传基因，而医疗技术只能改善这些先天性缺陷。关于这一点，我们可以从癌症和其他疾病的遗传基因的研究中了解到（Petrakis & King， 1976）。然而，在焦急地等待现代医疗技术发展的同时，我们却忽略了自己还能做很多的事情，因为我们常常会高估或者低估自己的能力。如果癌症是由某些先天因素导致的，那么，我们就真的无事可做了吗？

事实上，我们能做的事情很多，这些事情有益于我们作出关系生命的延续、幸福的多少和治疗的成败的决定。与上述研究持不同看法的研究表明，只有极少的疾病可能由先天性缺陷直接导致，基因只决定你易患那种疾病（人类基因组项目信息，2008）。还有一些相关报道显示，导致癌症的真正原因是现代恶化的环境和人们不健康的饮食习惯，这也是在过去的六十多年里癌症患者大幅增加的主要原因（King,Marks & Mandell， 2003）。我从这类信息中得到了慰藉和力量，与其消极地等待科技的突破性进展或者灵丹妙药的出现，还不如我们为自己的健康做点儿什么，无论是癌症的预防还是治疗。那么，从现在开始，让我们马上行动起来吧!

饮食和生活方式问题

近几年，癌症的相关研究已经逐渐开始引发人们对癌症新的思考。本书贡献给大家的策略，主要集中在饮食和生活方式的改变方面，这些策略告诉你怎样降低身体患癌症的几率。本书的第1章内容是对癌症最新治疗方法的介绍。此章充分地借用癌症的科学研究成果，对导致癌症及其扩散的原因，以及如何利用正常防御机制来控制身体，都做了全面的解析。2005年，迪安·奥尼什(Dean Ornish)博士的临床研究证实:人生活方式(从饮食习惯到压力管理)的不同，其患病的几率也不同。他提出了人的整体生活方式的改变——包括饮食习惯的改变，专门的保健品，运动锻炼和减压方法(比如瑜伽、呼吸训练和内观疗法等)都对癌症的发病有影响。2005年，奥尼什博士对93名早期前列腺癌患者(活组织切片检查法诊断为癌症的患者)做过相关研究(Ornish et al.，2005)。他把患者分成两组，一组(实验组)改变生活方式，同时不接受任何传统的癌症治疗;另一组(对照组)完全没有采取任何治疗方法。对两组都通过PSA(前列腺特异抗原)血液测试定期进行监测。在此之前的研究表明:有些食品可以降低前列腺癌的发病率，比如西红柿和豆制品(Snowdon, Phillips & Choi，1984);而有的食品则可能提高发病率，比如，某些奶制品、鸡蛋和肉类(Allen et al.，2004)。奥尼什博士的临床研究结果表明:仅仅依靠饮食和生活方式的改变，前列腺癌的发病和扩散将有所减轻，甚至发生逆转性改变。

2005 年底，奥尼什博士的实验结果公布：对照组的 6 名患者已经退出实验，因为通过 MRIs（核磁共振成像技术）和其他的诊断测试，发现他们的肿瘤增长速度过快，有必要考虑采取其他的治疗手段和方法，比如手术、化疗或者放疗。而接受饮食和生活方式改变的一组中没有一名患者出现任何不良反应和倾向。实际上，这一组的 PSA 是下降的。结果表明：两组患者存在显著性差异（Ornish et al.， 2005）。

大部分人都希望能够积极主动地参与到自己的治疗中，而不是简单被动地接受。根据《临床肿瘤学杂志》2000 年的调查，60% 至 80% 的癌症患者正接受着常规传统治疗与辅助治疗相结合的方法。该调查鼓励肿瘤学界应该开诚布公，采取非主观的方式积极沟通，同时研究西药、中草药和维生素之间可能存在的相互作用（Richardson et al.， 2000）。

目前，肿瘤学界处理癌症的主要方法是：化疗、手术和放疗。从 20 世纪 70 年代开始，主流医学界已经确认饮食和生活方式的改变对癌症治疗有至关重要的作用这一事实。然而，在医学专业的教材中，却没有任何一个章节涉及相关内容（Carroll & Khor，1975）。可喜的是，后来的研究，如：饮食方式、压力、创伤、环境对免疫系统的影响等与癌症发病率之间关系的研究，为癌症治疗积累了丰富的令人信服的科学证据。科学研究为我们制订适合个人的康复策略打下了坚实的基础。

在关于癌症患者生命延续的相关书籍中，注重饮食方式和营养补充的内容，多出现在那些替代医学的书籍中。正如我们所期待的那样，癌症治疗的理想状态就是无副作用的治疗。但是，要达到如此理想状态并非易事，我们要找到既可治疗病症，又可促进健康，同时提升抵抗力的治疗策略。总之，任何有益于疾病治疗的因素都可以被纳入到治疗的体系。我认为，简单地对一种新的保健品或者药品提出"它有效果吗？"的问题都是不合适的。因为，广告会轻而易举地夸大这些药品或保健品的作用。因此，合适的提问应该是"什么对谁有效果？为什么有效果？"和"什么对我有效果？"等，思考习惯的形成需要一个过程，而良好的习惯是做好每件事的核心。事实上，我们日常生活中某些细节的改变，有时会比那些补救措施或者药物更有效。

本书没有涉及太多传统常规的或者其他的治疗方法，只是阐述一种癌症的应对方式。我认为，疗法的成败取决于个体的内在生理状态和心理状态，塑造和加强这些内在状态是成功的关键。生活中人们的内在状态不一，有的人拥有良好的内在生理状态，有的人拥有良好的心理状态和坚强的意志力，还有的人可能内在状态不是很好，甚至身体虚弱。无论治疗之前你内在状态怎样，治疗后你的身体和心理状态都会或多或少得到改善。我建议，我们不要把治疗的焦点置于与疾病的抗争中，而应该把长寿和提高生活质量作为我们的治疗目标。这本书将告诉你：如何了解并熟练运用天然的保健方法，会使自己长寿并提高生活质量。

选择你的团队和方法

如何使用本书，我最重要的建议是：如果你身患癌症，或者面临其他重大健康问题，请不要自己独自应对它们；慎重地选择一个专业的团队，而且努力使他们在你的治疗过程中成为支持力量。任何一个辅助医疗服务人员——无论是内科医生、外科医生、按摩师、理疗师或者针灸师——都可以在你的团队中发挥重要作用。未受过训练的庸医利用晚期病人绝望的、易受骗的心理来进行治疗的老套方法，比我们想象的更普遍。与你喜爱的、信赖的人在一起组成团队，与他们分享你的所学所知，或者让他们做研究并与你分享成果。总之，如果你感到孤单，一定要找到支持团队，避免独自应对问题。

在饮食习惯、生活方式、自然疗法等方面，有很多帮助我们取得良好治疗效果的信息，所以，需要非常慎重地整合这些资源。在这本书中，我强调健全而科学的方法，这将对更多的人有所帮助。目前，尽管对于有些食品和保健品的相关科学研究很少或者几乎为零，但是，了解饮食、保健品、生活方式和压力等相关科学研究的成果，对我们来说仍然很重要。在阅读第 1 章时，你或许很难明白内容中涉及的一些术语，但不要气馁，因为这些内容是支撑全书的理论基础，这些背景知识对你是非常重要的，相信你很快就会理解它们的含义。

　　尽管相关机构不断地宣称癌症研究取得了巨大突破，但是大多数医生和患者仍然认为癌症研究缺乏进展。尽管"攻克癌症"的口号自 1971 年就已经提出，但是，对于大多数癌症患者来说，如果肿瘤已经扩散，生存的机会就渺茫了。目前，在癌症研究上，所取得的进展主要集中在天然的药物和辅助性医疗保健品上，大部分延长寿命的癌症患者都得益于饮食和生活方式的改善及病情的早期发现（Leaf，2004）。

　　从癌症广泛的发病率可见，多数人对本书提供的癌症知识知之甚少。近几年来，提倡改善生活方式已越来越引人注目，但是，仍然争议不断，大量的临床研究证实：各种营养物质、中草药和保健品的使用，可以减缓癌症病情的恶化，延长患者的寿命（Block et al.，2007）。为了避免化疗或者放疗对患者的免疫系统造成破坏，一些保健品被纳入到癌症的传统常规治疗中。

　　现在，关于癌症治疗的非传统方法五花八门，令人们眼花缭乱。其中，有的方法和措施得到了临床研究的支持，有的则只经过了非正式的实验测试，而有的甚至完全无科学依据。在一般情况下，人们倾向于选择传统常规治疗方法与其他辅助方法相结合的治疗方案。大多数人希望结合这两种方法，优势互补。事实上，某些饮食和生活方式的改善的确会有助于传统常规治疗方法的实施，某些保健品的使用也可以提高治疗疗效。但是，问题的关键是：到底什么方法对你而言才是最好的？

　　对生存和生活质量有着较高要求的人们，会采用积极的方式应对健康中的难题。大量资源的利用和新发现不仅有助于人们进行更积极的思考，而且可以提高生活质量，为促进健康提供更多切实可行的方法。

无论你是癌症患者，还是患者的亲属，这本书都会帮你在信息的海洋中挑选出最适合个体的治疗方法。本书涵盖了许多重要的内容，不仅包括对每个人都会造成影响的饮食习惯、保健品、减压、免疫系统、解毒、运动锻炼以及处理恐惧感和创伤等问题都进行了深刻的解读，而且还普及了癌症的相关知识，对传统和新兴的治疗方法进行回顾和评价。虽然，抗癌历程艰难，但我们仍然有理由相信，在癌症研究上将会取得一个又一个的重大突破。

掌控你的经验

来自荷兰的研究（van Baalen, de Vries & Gondrie， 1987）已经表明，癌症"自我康复"的发生率大大高于之前人们估计的1/60 000 到 1/100 000（Cole， 1981），这一点在我自己的治疗经验中也得以证实。尽管有些完全拒绝使用传统常规治疗的患者也取得了不错的效果，但统计数据最初来自那些曾接受医疗和经受传统常规方法治疗的患者， "自我康复"被人们认为是奇迹，是天意，我不排除天意的可能性，但我更相信所谓"神助自助者"。或许我们也可以开发一种"奇迹技术"，使你能掌控你的经验，创造你的奇迹。当你翻开这本书，我希望这种"奇迹技术"能像常识一样给你留下深刻的印象。

CONTENTS

－目录－

第 1 章

了解癌症

癌症是一种生长无法控制且不受限制的恶性肿瘤，且杂乱无章地产生一种除了不断扩散却无任何功能的结构。人体内的正常健康细胞会按照一定的规范和方式进行分裂和生长，癌细胞却完全不同，它的分裂和生长不受任何规范的限制。此外，癌细胞还缺乏正常细胞具有的属性，即分裂到一定次数后的自我毁灭——这在医学上被称为程序性细胞死亡。癌细胞无休止地有增无减地分裂与生长，以至于扩散到周围其他的组织，甚至是整个身体，这个过程就是我们平时所说的癌扩散。目前为止，研究人员还不能完全了解引发癌症的所有因素和相关作用机制。尽管仍有很多的不解之谜有待进一步探究，但我们已经了解了很多致癌因素以及癌症与生活方式、放射物质、化学物质的关系，等等。众多的理论研究成果为有效地治疗癌症提供了有力的支持。

我们正在步入一个对癌症有新认识的时代。我们都知道化疗和放疗会引起很多不良反应，比如，恶心、呕吐、脱发、疲劳乏力、贫血和免疫系统的功能丧失。对癌症的新认识表现在，癌症治疗不仅是要消灭肿瘤和恢复免疫系统，还要与其潜在的作用机制作斗争。虽然还没有出现新一代的医学治疗方法，但是我们可以充分利用这个已知的"新范式"，把它应用到生活和治疗中。

　　我们或许认为癌症是身体的重大异常表现，是身体的故障，但事实是我们每个人身上都带着癌症"种子"。所有生物体内都会产生有缺陷的细胞，它们就是癌症最初的来源。大多数人体内存在着可以阻止癌细胞增长的机制，只有该机制失效时，体内癌细胞才会迅速增加，而该机制是可以被监视、检测的，它也可以消灭那些异常细胞。如果体内正常的监测出现问题，健康状况便会出现危机，这种危机通常很难改善。同样重要的事实是，如果那些微小的癌症"种子"生长在肥沃的土壤上，它们会越发成为威胁因子。当我们体内的环境和新陈代谢符合某些特定条件时，会让土壤更肥沃，更有利于癌症"种子"的生长：

　　以下是 4 个促进癌症发展的条件：

　　1. 氧化应激

　　2. 炎症

　　3. 血管形成

　　4. 免疫功能缺陷

　　目前已知的可以抑制癌症发展的 4 种方法如下：

　　1. 减少氧化应激

　　2. 创造条件阻止炎症的发生

　　3. 防止新的血管形成

4. 恢复免疫系统的能力和监控

乍看之下，你或许会觉得以上这些术语理解起来颇有难度，不过没有关系，在这一章中，我们会逐一介绍它们。

氧化应激

奥特·瓦伯格（Otto Warburg）博士（1883—1970）以其在相关领域优异的研究成果以及创造性的理论，赢得了1931年诺贝尔医学奖。他发现，癌细胞的功能是在细胞缺氧时通过把糖转化为乳酸，从而代替了正常细胞呼吸氧气的功能。换句话说，癌细胞不像一般正常细胞那样依靠氧气呼吸，而是主要依靠糖酵解作用。虽然这个发现并没有带来治疗癌症的新方法，不过 PET（正电子发射技术）扫描技术的使用却基于这个发现。PET 就是一种通过检测体内葡萄糖（血糖）的消耗来进行癌症诊断的检测手段。不仅如此，这个发现还引发了一个假设，即控制饮食中糖的摄入（因为它是癌症的燃料）会减少癌症的发病（Warburg, 1966），因为血糖急剧上升会引起胰岛素和 IGF（胰岛素样生长因子）的急剧上升，这两种情况都会刺激炎症的产生。癌细胞在转化糖的过程中会阻止正常情况下氧的利用，

PET 扫描技术通过跟踪检测血糖代谢来监测肿瘤的发展。

氧对我们细胞的健康是必不可缺的，离开氧气，我们一分钟也不能生存。但是，在细胞水平上，过多的氧会导致需氧细胞在代谢过程中产生一系列活性氧族（ROS），活性氧族通过细胞氧化应激反应诱导细胞凋亡甚至导致其坏死。而氧含量过少又会导致正常细胞代谢功能受损，即缺氧。无论何时，氧含量维持在一个正常的水平上对人体是至关重要的。正如前文所说，过多的活性氧细胞，即氧化应激，是造成癌症和其他疾病的潜在原因（Toyokuni et al.，1995）。但是，氧过少会加快肿瘤细胞中恶性细胞的发展（Höckel et al.，1993）。此外，降低细胞组织的氧化作用也是促进癌症转移的重要因素（Brizel et al.，1996）。氧化应激损伤细胞膜、蛋白质和脱氧核糖核酸（DNA）。当身体失去解毒能力，难以恢复氧化应激产生的损害和副作用时，它就会导致老化和退行性疾病（Fiers et al.，1999）。人体内的细胞具有一个叫"抗氧化剂"的防御系统，它能通过抗氧化的过程保护细胞，减少伤害，并部分修复因为氧化应激受损的细胞。

水果和蔬菜都是抗氧化剂，还有非饱和植物油、茶叶和很多中药、香料。而熟食，尤其是蒸煮和烟熏的肉类，则富含氧化剂。吸烟是造成潜在压力最大的强氧化剂。确保我们的日常饮食中包含足够的水果和蔬菜，是使体内具有天然抗氧化系统的最佳方式。维生素、微量元素、氨基酸、营养保健品也是有效的抗氧化剂。是否对接受放疗的癌症患者继续补充抗氧化剂是一个令人困惑的问题，因为曾有一个尚未完善但却广为人知的研究（Bairati et al., 2005）表明，抗氧化剂不利于延长正在接受放疗的患者的生存时间。

巴伊拉蒂博士和她的同事经过 10 年的研究得出，有两种合成的抗氧化剂，对正在接受放疗的癌症患者会造成不良影响。该研究的具体实施为，在癌症患者中随机选取被试，并将他们分为控制组和对照组，采取不告知被试研究目的的"双盲实验"方法。研究的主要结果为，在服用抗氧化剂的患者中，癌症复发率在 40% 以上 （Bairati et al., 2005）。在更新的研究证据出现之前，媒体常用这个研究的结果为抗氧化剂的使用敲警钟，提醒人们慎重使用。

2007 年 9 月，巴伊拉蒂博士和她的同事发表了更新的研究成果。他们发现，使用抗氧剂的风险仅仅存在于吸烟的癌症患者中，尤其是正在接受放疗期间吸烟的患者（Meyer et al., 2008）。

抗氧化剂不是万能的，也不是治疗癌症的唯一方法，但是，它在成功治愈癌症方面发挥着至关重要的基础性作用。最近的一项研究表明，把抗氧化剂与化疗联系在一起，能有效减少化疗中 57%~70% 的不良反应，提高癌症患者的生活质量（Nicolson，2005）。还有研究证实一些抗氧化剂可以提升化疗的效果（Chinery et al.，1997）。

炎　症

　　另一个致癌因素是炎症。它常常被大众科普文章描述成一种疾病，消炎药通常也被用于治疗如关节炎、哮喘一类的炎症，但是，炎症实际上是一个愈合的过程。免疫系统产生酶来分解受损或病态组织，引起一些典型症状，比如疼痛、发热和红肿。当血细胞聚集在一起形成血块时，血小板会激活免疫系统。血小板释放的物质（PDGF）叫血小板衍生因子，这会刺激免疫系统中的白细胞产生大量的化学介质和抗体，在循环过程中对受损的组织进行修复。

　　在炎症的第一个阶段中，周围组织的血管扩张，从而打开了白细胞到受损区域的通路。接下来的病变是在血液开始凝固的过程中封锁血小板。化学介质打开周围组织的通路，使免疫细胞渗透到组织，当组织中的免疫细胞饱和后，有利于控制细胞感染过程。最后，它们激活细胞增殖和血管结构，为正在形成的新细胞提供氧和营养，这就是对身体任何受伤部位的正常组织修复过程。当新组织在合适的位置形成后，新细胞就停止生长，随之，白细胞也停止炎症过程，回到监控模式。

然而，这些相同的过程有时会失去控制，破坏身体的健康和完整。一个炎症过程，如果没有得到完全的处理，不仅会造成持续的不适感，还会成为癌症"种子"成长的温床和沃土。早在19世纪，癌症就被称之为是一种"永不愈合的肿瘤创伤"。现代病理学之父鲁道夫·魏尔啸（Rudolf Virchow）提出，癌症常常发病于身体反复受到伤害的部位（Dvorak，1986）。100年以后，有文章再次重提"永不愈合的肿瘤创伤"这一看法，使得这一概念又一次得到关注（Dvorak，1986）。慢性炎症源于某些刺激，如吸烟可以导致肺癌，与石棉纤维的接触可以导致间皮瘤等。结肠炎、大肠炎症在某些情况下与结肠癌有关联。有的感染，会导致胃溃疡，部分胃溃疡可以发展成胃癌。有的病毒感染和病毒基因亦可以对细胞转化过程产生影响，比如，乙型和丙型肝炎病毒与肝癌有关联，HPV人类乳突病毒（人类乳头瘤病毒）与宫颈癌有关联。

治疗癌症，就必须要破坏炎症和癌细胞生长所需的养分。

当免疫细胞被激活来修复病变组织时，癌细胞需要产生炎症来维持自身的生长和增殖等过程中会产生大量的化学介质，即炎症介质（细胞因子、前列腺素和白细胞三烯）。这些物质促进细胞增殖，加强周围组织产生的可渗透性，使癌细胞通过血液循环系统和淋巴系统渗入邻近的组织，形成它们的"殖民地"，这一过程就是我们所知的癌扩散。一般情况下，炎症在正常治愈后，这些物质会停止产生，但是，癌细胞的生长会驱动邻近组织产生的大量"炎症介质"，从而阻止程序性细胞死亡（对于人体而言，细胞的程序性死亡是非常重要的。因为细胞的程序性死亡，就像树叶或花的自然凋落一样，凋亡的细胞分散于正常组织细胞中，没有炎症反应，不会遗留痕迹）。而那些在程序性细胞死亡过程中受到保护而存活下来的癌细胞，却能不受限制地生长，而且，肿瘤产生得越多，它分泌出推动其生长的"炎症介质"也越多。

由此可见，炎症既可以是引发癌症的前提条件，又是癌症的后果，因为肿瘤加速了炎症的恶性循环过程。恶化前的肿瘤就像伤口愈合一样，开始时，身体像处理伤口那样对待肿瘤，肿瘤生长以后，它自身驱动炎症的产生。

两种影响炎症过程的关键化学介质

炎症在发生过程中存在两种关键的化学介质。第一种是白细胞介素6（IL-6），它是一种细胞因子。细胞因子在免疫系统中携带信息，细胞因子中除了最有名的干扰素（一种抗癌物质）外还有很多种。白细胞介素6是炎症过程中特别重要的细胞因子，它是一个灵敏而复杂的环境感应力传感器，甚至对细胞环境中一点轻微的变化也能作出反应。

白细胞介素6的控制取决于另一种关键的化学介质——一种蛋白质复合体核因子kB（NF-kB）。核因子kB是一种含有转录因子（一种给DNA传导信息的蛋白质）的蛋白质复合体。核因子kB参与细胞对刺激的反应过程，比如：细胞因子和自由基在应对氧化应激、紫外线辐射、细菌和病毒条件时的反应。在炎症过程中，核因子kB与各种（除了IL-6外）细胞因子有关联。加州圣地亚哥大学的研究者圣·迪亚哥（San Diego）相信核因子kB可能是癌症治疗中最基本的目标，阻断它会使癌症更容易治疗和预防（Karin & Greten，2005）。阻断核因子kB也可以停止肿瘤细胞的增殖，或者使肿瘤细胞变得对抗癌药物更加敏感，从而对药物有反应。根据北卡罗来纳州大学艾伯特·鲍尔温（Albert Baldwin）的研究，几乎所有的抗癌药

物都是核因子 kB 的抑制剂（Marx，2004）。最近的癌症研究
也提出，应该设法抑制这种因子（Karin et al.，2002）。幸运
的是，我们发现有很多天然物质可以做到这一点，比如中草药
（Leclercq et al.，2004）、绿茶（Wallace，2002）、水果和脂
肪酸（Packer, Kraemer & Rimbach，2001）。

炎症和压力

当反应系统和免疫系统在炎症中被激活时，它们通过下
丘脑发生相互作用，下丘脑是大脑中调节内脏活动和内分泌活
动较高级的神经中枢所在。肾上腺素的分泌引起身体战斗或逃
跑的反应，这使我们更加警觉与注意力集中；皮质醇的分泌可
以把蛋白质转换为能量，并释放体内储存的糖。肾上腺素的反
应会迅速提升脉搏、呼吸频率和血压，同时释放能量，引起肌
肉紧张，减缓消化。我们知道，慢性压力不会使身体恢复正常
状态而保持唤醒状态，高皮质醇水平（压力较大）则会导致情
绪激动、疲劳、抑郁和记忆力下降。当心跳加速，呼吸频率变
快，肌肉紧张时，身体会产生战斗或逃跑的应激反应，这些都
与核因子细胞活性降低和白细胞介素 6 增高有关系。这在炎症
和行为症状中表现明显，比如类风湿关节炎、抑郁症等。因此，

一些疾病可能同时由炎症和情绪困扰导致（Sternberg et al.,
1992）。埃默里大学医学院的研究发现，男性抑郁症患者的白
细胞介素 6 和核因子 kB 活性出现显著提高，这表明情绪和炎
症性疾病之间存在一定的关联（Pace et al., 2006）。

血管形成（血管发生）

现在，切断肿瘤或者其他疾病生长的营养供给听起来
很合乎逻辑。可是，1961 年当它被犹尼亚·福克曼（Judah
Folkman）博士（1933—2008），一位在美国海军实验室工作
的外科医生第一次提出时，其受质疑的程度简直是一次革命。
那时，福克曼博士正在研究如何使用经过冷冻干燥的血红蛋白
代替新鲜血液（Folkman et al., 1971）。他从兔子体内提取血
红蛋白，测试其是否能够维持甲状腺。作为实验的另一个方面，
他将老鼠体内的癌细胞移植到腺体中，然后用人造血液冲洗腺
体。他发现，肿瘤发展到一定阶段会停止生长，明显有一些物
质阻止了肿瘤的继续发展。但是，当他将同样的癌细胞重新移
植到活的老鼠体内时，肿瘤近乎毫无限制地迅速扩散，这是非
常戏剧性的反差。福克曼博士通过显微镜观察发现这种区别产
生的原因在于，兔子的甲状腺没有丰富的毛细血管。

福克曼博士花费了所有的职业生涯来创建他的理论，即如果没有血管提供营养，恶性肿瘤就无法超过一根大头针针头的体积。这就是众所周知的"血管发生"（就是由"血管"和"发生"两个英语单词组合而成）理论。他还认为肿瘤必然会分泌一些物质，来刺激新的血管生长，即血管形成。他推测如果有一种方法可以阻止这种血管形成（血管发生），那么肿瘤的生长也会停止，这将会是一种全新的治疗癌症的方法。

对福克曼博士理论的质疑在随后的 20 年中慢慢消散。血管形成因子和血管阻断剂的发现，为开创整个癌症研究和治疗的新领域奠定了基础。下一步就是需要证实血管阻断剂是否真的可以预防或者阻止癌症肿瘤的发展。福克曼博士的同事米迦勒·莱利，进行了一个实验，他将具有转移能力的癌细胞移植到了 20 只老鼠身上。癌细胞植入后，他又给实验中的一组老鼠（10 只）注射了血管阻断剂蛋白，然后观察两组的反应。没有采取任何干预的 10 只老鼠在癌细胞转移后肺组织受到破坏，而接受了阻断剂治疗的一组，机体发展正常，细胞组织都没有发生病变（O'Reilly et al.，1994）。

该实验结果显示，血管阻断剂不仅可以阻止癌症的形成，它还可以在不损害任何正常组织的前提下减少肿瘤，甚至血管。正常的血管是所有组织稳定的基本结构的一部分，它们的生长是具有自我限制性的；而癌症肿瘤的血管，就像癌细胞一样，自身是脆弱的，而且生长混乱。由此可见，这种无毒无副作用的癌症治疗方法将会给传统癌症治疗带来改革。

含有血管阻断剂成分的药品目前已经得到了研究与发展，还有一些食品、保健品中也含有阻滞剂类成分（详见本书第 5 章和第 6 章）。

免疫功能缺陷

试问，免疫力和癌症是有关系的吗？维克森林大学的副教授郑崔（Z.Cui）博士在他的实验研究中发现一只对癌症具有免疫力的老鼠。郑崔博士在实验中给老鼠注射一种病毒性癌细胞（肉瘤180，即"S-180 细胞"）来诱导其产生抗体，这些老鼠很少有活过一个月的。通常 20 万 S-180 细胞就能导致癌症，不过有一只老鼠得以存活，即使是在第二次实验后，它仍然幸存下来。这只老鼠体内没有形成癌症或肿瘤。郑崔博士用 2 000 万 S-180 细胞进行重复实验，然后是 2 亿 S-180 细胞，但都没有任何改变，老鼠仍然活着！这只老鼠仿佛具有天然的抗癌免疫系统，让人难以置信。而且，这种特性还可以遗传，因为这只老鼠的后代同样也继承了对癌症免疫的抵抗力，被称为"强大的老鼠"。这些老鼠甚至能在高达 20 亿 S-180 细胞的剂量（这足以构成其体重的 10%）下存活。这几乎等同于给人体内移植了一个重达 15 磅的恶性肿瘤。

隔了几个月后，这一代老鼠又被用于癌症实验。令人吃惊的是，它们体内的肿瘤迅速生长。郑崔博士失望地意识到，他不可能再继续研究这群老鼠的神奇免疫力了，前面的结果也许只是个科学研究的意外。但是，更令人意外的是，这些老鼠被放在一边后，在没有任何干预的情况下，它们竟然重新恢复了健康。关于这种意外的解释是，继承的免疫力会随着时间而下降。

近几十年来，对于癌症自然消退的医学研究越来越多，但是仍然没有一套科学理论能够解释这种现象。这个在实验室控制条件下的癌症自然消退的动物实验显示，似乎有一种机制，它可以促进针对癌症的特定白细胞的产生，从而起到保护的作用。这些白细胞可以破坏和消灭 S-180 细胞，它们被称为"自然杀伤"或者自然杀伤细胞（Hogan & Basten，1988）。

自然杀伤（NK）细胞通常被认为是免疫系统的"哨兵"细胞。它们是对抗病原体（比如细菌和病毒）、异常细胞（比如癌细胞和感染病毒的细胞）的第一道防线。自然杀伤细胞是一种颗粒填充的大白细胞，它把各种癌细胞、其他异常细胞和各种各样的感染的微生物作为自己的攻击目标。与其他白细胞不同的是，自然杀伤细胞在攻击和消灭目标细胞之前，不需要识别特定的抗原，这就是它被称为"自然杀伤"的原因。还有一点也与其他白细胞不同，自然杀伤细胞不是直接吞噬目标细胞，而是关注目标细胞，向它们注入化学物质，侵蚀目标细胞直至它们爆裂消失。在很多慢性和退行性疾病中，包括艾滋病，人们都可以通过检验自然杀伤细胞的活性来预测患者的生存时间。

自然杀伤细胞与压力

大量研究表明，自然杀伤细胞活性与压力有紧密关系。在很多情况下，自然杀伤细胞活性是免疫系统中唯一可以肯定与心理创伤或者应激压力有关的因素，心理创伤可以长期抑制免疫系统。有过 PTSD（创伤后应激障碍）病史的人都表示，即使是在创伤发生的几年后，他们的免疫能力还是明显下降（Kawamura,Kim & Asukai, 2001）。

已有研究证明，很多压力都可以抑制自然杀伤细胞活性，比如事故、手术和医疗造成的生理伤害、营养不良、情感创伤、激素失衡及其他原因。由于心理创伤和应激压力会引起自然杀伤细胞活性降低，因此，自然杀伤细胞活性可以作为与压力有关的心理疾病的血液检测指标。总之，在医学上，自然杀伤细胞活性是连接生理和心理的非常重要的，而且可以测量的纽带。它反应灵敏，甚至是自我批评都会降低自然杀伤细胞活性（Strauman, Lemieux & Coe，1993）。

有研究表明，自然杀伤细胞活性不仅对心因性疾病有重要意义，它对慢性疾病而言也十分重要（Whiteside & Herberman，1990）。自然杀伤细胞和其他白细胞的功能障碍不仅是癌症的起因，还会引起很多疾病，比如，肝炎、糖尿病、慢性感染和传染病，甚至自身免疫系统疾病（Hogan & Basten，1988）。

最近的研究表明，即使免疫系统不能完全消灭癌细胞，它至少可以让癌细胞在有限区域内保持长期稳定。CRI（纽约癌症研究协会）的科学家们在与 5 个学术机构的合作研究中发现，免疫系统能让癌细胞处于休眠状态（Koebel，et al., 2007）。休眠状态，或者均衡状态，在以前的研究中就已经被人们观察到。尸体解剖发现，很多时候肿瘤并没有发展成为癌症。癌症在器官捐赠者体内呈隐性，而在器官接受者体内呈显性。分析其原因得知，器官接受者为了避免产生对移植器官的排斥，不得不使用免疫系统抑制类药物，这就为潜在隐性癌症的发展创造了条件。科学家们希望找到一种方法来利用潜在癌变的免疫系统，他们还希望可以解释为什么有的肿瘤会突然停止生长，进入持久的休眠期。

以上对 4 个已知的促进癌症生长的条件，氧化应激、炎症、血管形成（血管发生）和免疫系统能力或监控缺乏进行了说明。在此要强调的是，4 个条件之间不是各自独立的发生作用，而是相互影响、相互作用。正如你会在本书第 3 章中看到的那样，我们可以努力改变其中每个条件：我们可以保持高度抗氧化的饮食习惯，以及使用抗氧化的保健品；我们可以通过改善饮食和生活方式来控制炎症；我们可以使用辅助手段避免不必要的新的血管形成；我们可以通过对压力的控制，影响行为、心血管和免疫系统的活动；我们可以采用保健品和其他辅助手段解决压力问题，从而提升我们的免疫系统功能。

第 2 章

诊断和治疗的注意点

我一贯提倡在使用传统常规治疗技术的基础上，适当加入一些辅助的治疗方法。相信在不久的将来，科学研究的新进展将会改变癌症诊断与治疗的现状。我并不奢求本书能够从根本上改变癌症患者及其亲友的身体、心理和情感状态，但本书可以为你提供相对安全有效的治疗方法，进而提高患者及亲友的生活质量。

令人兴奋的新突破

目前关于癌症研究领域取得的突破之多，足以汇聚成册，如，可以使肿瘤细胞自我毁灭但却不影响其他正常细胞且已在动物实验研究中获得支持的基因疗法（Xie et al., 2007）；可以摧毁恶性肿瘤细胞，保护健康组织的纳米技术等（O'Neal et al., 2004）。

"癌症干细胞会增大"现象的发现，解答了为什么很多癌症治疗没能取得成功的问题。具体解释为，如果干细胞的子细胞被摧毁，而干细胞本身没有受到破坏，新的恶性肿瘤细胞还会继续产生（Cho et al., 2008）。这个发现还预示，在今后癌症的治疗中，我们有可能锁定癌细胞，然后彻底根除它们。

目前，对于早期食管癌的治疗就可以使用冷冻喷雾进行治疗，即通过冻结异常细胞来消除它们，从而让正常细胞组织在其位置上生长。另外，能在血液中捕获癌细胞的癌症过滤器，也是摧毁癌症的有效工具。该工具由罗切斯特大学生物医学工程系研制，它不仅可以用来去除癌细胞防止其转移，还可以用来收集干细胞，在各类的癌症治疗研究中发挥着一定的作用。

欧洲使用了多年的"热疗"，近年来在美国开始取得进展。众所周知，癌细胞比正常细胞对热刺激更敏感，它们无法在高温条件下存活（Armour et al., 1993）。德克萨斯大学的系列临床实践很有可能会促使美国 FDA（食品和药物管理局）设立相关法律（Bull 1982; Bull et al., 1979）。实际上，"热疗"在欧洲部分地区被看作是癌症的主流治疗方法（Nielsen, Horsman & Overgaard, 2001）。

改变迫在眉睫

过去，很多传统常规治疗都忽略了饮食和生活方式对患者的重要作用。现在，这种观点得以迅速改变，医学整合运动伊始，就将传统常规治疗、饮食、生活方式和替代治疗等方法相结合。

另外，像德克萨斯大学和加州大学洛杉矶分校等享有较高声誉的研究机构也接受了这种观点。在很多情况下，癌症被认为是一种局部的疾病，当它扩散后，我们才开始治疗。因此，传统的治疗方法是通过手术、化疗和放疗，把重点放在如何彻底摆脱肿瘤上。2007 年 11 月，国际癌症研究基金会的"专家报告"（www.wcrf.org/research/expert_report/index.php）指出，生活方式方面的因素，如运动锻炼和营养搭配等，它们不仅对癌症预防有积极作用，还是癌症治疗的必要组成部分。

我们身体内部的新陈代谢都会产生癌症的"种子"，如果"土壤"肥沃——适合癌症的发展，它便会快速生长。一些欧洲医学学者认为，身体内部的环境、体液、血液和各种细胞等如同"资源"。在 19 世纪后期的法国，著名化学家及微生物学家路易斯·巴斯德（Louis Pasteur）和著名生理学家（克劳德·伯纳德）（Claude Bernard）曾经讨论过关于"微生物"和"资源"谁更重要的问题。最终，前者同意了后者的观点，对于感染来说，治疗"资源"，即改善身体内部环境，远比仅仅消灭"微生物"重要（Simon， 2006）。

通过运用本书中的方法和策略，我们可以恢复正常的新陈代谢和内部细胞环境，从而防止癌症种子的生长。这套方法将药物治疗和其他辅助方法相结合，从而达到提升医学治疗的疗效。

转移：癌症研究的盲点

癌症治疗的真正重点应该放在如何阻止其转移上，因为导致大部分癌症患者死亡的原因就是癌转移。但在所有相关的研究中，癌转移的研究只占到了不足 1% 的比例（Moss，2004）。目前，癌转移有一些难题还在等待我们去攻克。难题之一是，至少有 30% 的转移发生在远离最初癌症的部位，甚至常常与原发癌症的位置没有直接的血管连接（Demicheli et al.，2008）。另一难题是，有的癌细胞可以迅速扩散，而有的则扩散速度很慢，甚至完全不扩散。在这里，我们尝试着把这些问题和癌细胞最初的"种子"连接起来思考。如果体内的环境是这些"种子"（一些很小的癌细胞的集群，又称隐性癌细胞）的沃土，它们就会"生根发芽"和扩散，如果不是，它们就会逐渐消失。目前，一项正在进行的研究就试图检验单克隆抗体是否能够抑制转移（Brooks et al.，1993）。在应对癌转移的危害时，全面地了解患者的身体状况是非常重要的前提，包括了解其免疫力、氧化应激水平和炎症等，而这些身体状况往往受患者生活方式的影响。

癌症的排查和诊断

癌症排查和诊断都使用一些医学程序和诊疗设备，但两者之间有着重要的区别。排查是在症状消失时用来检查身体状况，其目的在于尽早发现问题，尽快进行治疗，取得更好的效果，而诊断是用来确定可疑症状或者迹象的原因。虽然目前还没有一种方法可以在癌症的早期排查和诊断中保证万无一失，但在使用的时候，我们还是应该综合考虑各种方法，这对于癌症患者和其亲友是非常重要的。

乳腺癌

自我检查 俄罗斯和中国通过对 388 000 名女性资料的分析和研究（Kösters & Gøtzsche, 2003）发现，实施自我检查和没有实施自我检查的乳腺癌患者的死亡率是相同的。而自查组做活检的人数是未进行自查组的 2 倍。尽管面临着这样严峻的事实，但是了解何谓乳房健康和进行定期检查还是非常重要的。自我检查包括观察乳房和腋下是否有新的肿块或硬点，凹陷或者褶皱的组织；用中指和食指以敲击方式顺时针搜索乳房，以及腋窝与锁骨窝；观察两侧乳房是否对称，乳房颜色，乳头分泌物及按压疼痛感。此外，及时向你的健康顾问报告身体出现的任何变化。

乳房 X 光检查 乳房 X 光检查是在医学界引发争议的检查方法。几年前，发表在《柳叶刀》（国际医学界权威学术杂志之一）的一项丹麦的研究指出，频繁的 X 光检查对患者不利，其带来的好处也具有一定的局限性（Olsen & Gøtzsche，2001）。众所周知，辐射本身就是一个致癌的主要因素，因此，反复进行 X 光检查给患者带来的危害就显而易见了。X 光检查造成的辐射危害甚至会在体内累积，伴随一生。由于乳房组织非常密集，对于正在接受激素替代治疗的女性，X 光检查的作用也会受到限制。根据美国国家癌症研究所（2007）的报告，乳房 X 光检查至少漏报了 20% 的乳腺癌。X 光检查只能发现发展到一定阶段的肿瘤，但事实上，在肿瘤形成之前，体内就有一定的生理变化。另外，乳房、甲状腺和肺部对辐射都特别敏感（Curtis et al.， 2006），还有些人天生就对辐射敏感。因此，法国里昂 IARC（国际癌症研究机构）的遗传流行病部门前主席戴维·戈德加（David Goldgar）建议："由于 BRCA 基因突变的女性易患乳腺癌或者卵巢癌，因此家庭成员中有 BRCA1 或者 BRCA2 基因变异的女性，在检查时不妨考虑使用磁共振成像技术（MRI）（Andrieu et al.， 2006）。"在权衡风险利弊时，准确率才是最重要、最值得考虑的因素。50 岁的女性经过 5 次检查，误报风险出现的概率是 24%，10 次是 47%；40 到 49 岁的女性，5 次是 30%，10 次是 56%（Elmore et al.， 1998）。在这里，提供 X 光检查的替代方法，乳房热成像和磁共振成像技术供你参考。

热成像技术　由于热成像技术可以呈现早期血管形成的图像，因此这种诊断方法可以更早地发现乳腺癌。尽管热成像不像 X 光检查那样，可以准确地检测到生长缓慢或没有增加血管形成的肿瘤，但是它可以显示出肿瘤生长的可能趋势。这种方法由于没有使用任何辐射，所以非常安全。由于这是一种新的方法，目前经验丰富，能够熟练驾驭它的医生并不多。不过，使用热成像技术的女性即使担心，也不用太过烦恼和焦虑。另外，和其他诊断工具一样，它也存在虚报和漏报的缺陷。

磁共振成像技术　磁共振成像技术是一种安全性较高的诊断技术，它可以检测出被 X 光检查漏报的大部分肿瘤。它的不足之处是不能区分良性和恶性肿瘤。尽管如此，希望避免辐射风险的患者还是支持磁共振成像技术。对于已经被确诊为乳腺癌的患者，这种方法可以作为计划和评估手术的辅助工具。临床实践证实，手术前进行磁共振成像，对癌症治疗计划的制订会产生显著影响（Orel & Schnall，2001）。这里要提示，如果你选择使用乳房磁共振成像，那么就一定要慎重选择合适的医疗机构和工作人员。

我建议至少使用两种方法来诊断。如果你想避免辐射，同时克服只使用 X 光检查方法的局限性，那就考虑运用热成像或磁共振成像技术以结合 X 光检查。虽然我认为 X 光检查有明显缺陷，应该尽量减少使用，但是，由于 X 光检查的历史长，国家标准相对健全，为此它能弥补热成像和磁共振成像技术缺乏统一标准的不足。

前列腺癌

前列腺特异抗原（PSA）检测是传统的前列腺癌的诊断方法。它的缺陷众所周知，即它是炎症的标志，而不是具体针对癌症。前列腺特异抗原水平高或者前列腺特异抗原在短时间内突然增高，可以作为前列腺癌的有效检测指标。最近得到发展的尿液检测，即 PCA3 化验，有望成为一种更准确、更有针对性的诊断方法。早先进行的前列腺癌诊断实验中，尿液检测区分 4 种核糖核酸（RNA）的准确率达到了 80%（Marks et al., 2007）。

结肠癌

每年有超过 145 000 的美国人被诊断为结肠癌，同时有超过 50 000 的结肠癌患者死亡（Jemal et al., 2006）。结肠癌的诊断并非易事，首先，结肠镜检查虽有一套专门的程序，但仍不排除有漏报癌症的可能性。其次，不同的检查程序，其结果也可能会出现差异。另外，男性患结肠癌的风险是女性的两倍（Shah et al., 2007）。其次，家庭医生和内科医生寻找息肉的训练较多，而寻找扁平病灶的训练缺乏（或被称为平腺瘤），且肿瘤也不像息肉那么突出易寻找，尽管平腺瘤的毒性是息肉的 5 倍，却很难得以诊断（Zauber, O'Brien & Winawer, 2002）。胃肠病的非专家比胃肠病的专家更容易漏报癌症，在男性中漏报率是 77%，女性中则是 85%（Bressler et al., 2007）。多数非专家通常意识不到扁平病灶的重要性。

结肠癌的典型症状是直肠出血、黏液便或黏液脓性血便。除此之外，排便习惯的改变也不可忽视，如，腹泻和便秘（一周排便少于 3 次）等。那些看起来不是鲜红色而是像咖啡渣的血便也值得关注。另外，持续时间很长的腹部不适，比如，痉挛、腹胀或腹痛，排便疼痛，疲劳乏力和原因不明的体重减轻、贫血等症状也要重视。

很多人因为害怕和恐惧而拒绝进行结肠镜检查，这种情况下，建议使用磁共振成像技术，尽管它没有结肠镜的检查可靠。还有一种新的结肠镜替代方法，就是 CT 结肠镜，又叫虚拟结肠镜。3D（三维）图像可以模拟常规结肠镜检查中出现的图像。这项新技术对直径大于 1 厘米的息肉有高达 90% 的敏感度，对直径 5 毫米的息肉也有 50% 的敏感度（Mulhall, Veerappa & Jackson，2005）。血液中有种因子可以用于结肠癌的预测，那么对血液中这种因子进行检查，就能决定谁更有可能患结肠癌，而不必进行结肠镜检查（Cui et al.， 2003a）。

卵巢癌

治疗卵巢癌的困难在于其缺乏早期症状，从而延误了诊断。在西方国家，卵巢癌的死亡率在女性癌症患者死亡中名列第四。可喜的是，最近的研究可能在早期预警诊断方法上带来突破，如缅因大学的化学教授索罗基与旧金山某基金会的研究人员一起进行的研究。索罗基使用先进的电子仪器，对大量的数据进行分析，欲发现一种可以预测卵巢癌的分子结构。基金会的研究人员使用受过训练的狗，通过对患者呼吸气味的识别进行诊断。实验表明，狗的嗅觉能识别肺癌和乳腺癌，准确率高达 90% 以上（McCulloch et al., 2006）。当索罗基教授对狗的嗅觉识别的样本作了进一步的分析后得出，如果关键的化学物质可以识别，那么电子的"呼吸分析"仪器就能运用于癌症诊断。另外，哥德堡以及瑞典其他地方的研究人员也使用狗来做癌症诊断实验，他们的实验目的为区分不同阶段的恶性肿瘤。目前为止，他们的研究结果显示早期和晚期的卵巢癌患者的呼吸气味是相同的（Horvath et al., 2008）。

肺　癌

肺癌早期的治愈成功率很高（Shah et al., 1996），然而，对肺癌早期的排查却非常困难。肺癌的症状包括慢性咳嗽、呼吸急促、胸部肩部疼痛、咳血、疲劳乏力和体重减轻等。CAT 扫描技术可用于肺癌高危人群的检测，试图更早发现癌症患者。肺癌发现得越早，治愈成功率越高。目前关于肺癌早期患者的呼吸分析技术的研究不断深化，希望该技术在临床中取得成功后，能尽快地运用于肺癌的早期排查中。

传统癌症治疗

手　术

手术可以清除恶性肿瘤的观点正面临挑战。哈佛大学、伦敦大学、南卡罗来纳大学和意大利国家肿瘤研究所的研究（Demicheli et al.， 2008）显示，原发肿瘤的切除可以引起其他部位的恶性肿瘤的扩散。也就是说，保持癌变肿瘤的完整无损，而不是通过手术切除它们，可能会抑制身体其他部位的恶性肿瘤的发展。这一发现引发了转移的新理论，同时也让我们不得不反思，还有什么治疗方法可以尽快除去恶性肿瘤，而且没有副作用呢？

前列腺癌的根除方法是前列腺切除手术。癌症研究中心的研究员安德鲁·维克（Andrew Vickers），跟踪研究了 7 765 例接受前列腺切除手术患者的复发率。该研究表明，外科医生的操作经验直接影响其复发率。其中，有过 10 次手术操作经验的外科医生医治的患者，其复发率为 18%；有过 250 次操作经验的外科医生医治的患者，其复发率为 11%（Vickers et al.， 2007）。

自动手术系统（肿瘤微创治疗技术）是外科医生的一个新工具。自动前列腺切除手术是一种微创前列腺切除方法，此方法有住院时间短、疼痛小、感染风险低、出血和疤痕少、恢复时间快等优点。该手术只需通过一个微小的开口就能进行，外科医生可以直接控制手术的每一个动作，而且切割伤口不需要标准线缝合。目前，自动前列腺切除手术已经被广泛地运用于前列腺癌的治疗中。

高强度聚焦超声刀（HIFU）为肿瘤的治疗再添利器。HIFU用热来摧毁癌症组织，而不是手术，因此它是手术替代的又一选择。它通过一定的聚焦方式，将超声源发出的声能量聚焦于癌组织内，而不损伤正常组织，从而减小整个过程的创伤。目前，在欧洲、拉丁美洲、加勒比海地区、中国和日本，该方法都得到了广泛的应用。在美国，食品和药物管理局（FDA）已经完成了临床实验的第一和第二阶段，并计划开始进行最后的第三阶段（www.pcaresearch.com/about-thestudy. html）。世界上已经有超过13 000名患者接受了HIFU的治疗（Chinn，2005）。如果你也想考虑采用这种方法，请务必与你的治疗医生商量，以确定它是否适合你的情况。

化疗（化学治疗）

癌症化疗药物在美国的销量仅次于胆固醇药物（Kolata & Pollack, 2008）。由于化疗药物不加选择地消灭细胞，它们会破坏骨髓（骨髓是红细胞和白细胞的产生来源）、消化道、毛囊和其他系统，有时也会对心血管和神经系统造成损伤。医生也告诫人们在使用化疗时一定要谨慎小心，特别是对于绝症患者，化疗常常是弊大于利。

化疗的反对者指出，化疗虽然可以杀灭肿瘤细胞，但从患者健康的长远利益看，这并不能是支持化疗的理由。实验中，只要一种药物（哪怕是药物极小部分）可以使肿瘤缩小，它就会被认为是有效的药物。不可否认化疗对某些癌症的治疗还是具有较高的成功率，如睾丸癌和霍奇金病（一种淋巴组织肿瘤）等。但是癌症治疗的成功不仅是杀灭肿瘤细胞，更重要的是要延长患者的生命。

抗药性（EDR）分析测试方法已经提出了很多年。该测试把肿瘤细胞和化疗药物同时放在实验室的玻璃器皿中，检验细胞的抗药性。虽然这种测试还并不完善，但仍然会像其他新发明一样会成为研究领域争论的主题。固然，人体内的癌细胞和药物的相互作用与实验中的反应可能不同，但这个实验还是可以为我们选择药物提供帮助，特别是那些有明显抗药表现的细胞，这些都是我们在具体的治疗过程中应该充分考虑的因素。

21 基因检测法技术也不错。21 基因检测技术能提供更详尽的肿瘤生物学特性信息，从而为个体病例的治疗提供更为精确的决策与愈后信息，达到治愈的可能。临床经验表明，该技术已经帮助很多乳腺癌患者在治疗中作出更正确的决定。检测21 对染色体的活性，能预测患者的复发率，从而确定化疗是否有利于患者康复。希望这种方法可以帮助医生有针对性地选择是否使用化疗方法，以及什么时候使用更合适。

放疗（放射治疗）

放疗也是风险与好处并存的治疗方法。它可以摧毁手术可能漏掉的那些肿瘤边缘快速分裂的细胞，也可以消灭其他治疗方法无法杀死的癌细胞，但也可以导致疾病的复发。放疗将放射性粒子引到一个特定的区域，只消灭癌细胞，而保留周围组织（Wang，2000）。临床实践显示，放疗可以减少乳腺癌的复发，但也增加了心脏受损害的风险（Hooning et al.， 2007）。放疗的副作用包括恶心、脱发、疲劳乏力和降低血球数量，特别是白血球数量的减少会对骨髓产生影响。患者还可能出现皮肤

干燥发红，消化和呼吸道黏膜发干及其他各种不适症状。唾液
腺发干可能是引起上述症状的重要原因，同时还可能留下疤痕
和增厚结缔组织。口腔黏膜炎（即口腔内细胞快速分裂）、失
去味觉、吞咽困难和性功能障碍也是放疗的副作用。甚至在长
期放疗后，还可能引起白血病、多发性骨髓瘤、继发性肿瘤和
甲状腺疾病（Wang，2000）。

个体化治疗

实施个体化治疗是医学治疗的最理想状态。适合所有患
者的"以疾病为中心"的治疗，只在特定情况下对特定患者有
效，甚至多少还有点儿偶然性的因素。实际上，对癌症和其他
疾病的患者来说，每个人的具体情况各异，甚至每个肿瘤在基
因上也存在差异。由于癌症治疗的高风险和化疗药物的副作用，
"有针对性的治疗"越来越受到重视。虽然使用有偿被试来实
施实验存在一定的局限性，但它确实为个性化的治疗方法提供
了一定帮助。个体化治疗的理念受到普遍关注源于威廉·费尔
（William Fair）医生，作为癌症中心的一位泌尿科医生，他用
自己收集的结肠癌细胞制成了一种特别的癌症疫苗。威廉·费
尔医生还尝试使用中草药和保健品等医药替代品对个体实施治

疗（Groopman，1998）。

我们已经看到很多用于癌症治疗的很多新进展和新发明。为了更安全、更有效的治疗，各种用于排查和治疗乳腺癌、前列腺癌、结肠癌和卵巢癌的新方法正在逐渐被人们接受与使用。总之，新的治疗方法会在个体化癌症治疗中逐步发展和完善。

第 3 章

健康长寿的七大要素

一般情况下，当不幸被诊断为癌症的时候，我们可能最重视自己的决定是否有利于康复，最希望自己再三斟酌后的决定是正确的。正确的决定基于准确的判断力和全面分析相关的要素，本章就将为你介绍了 7 种构成健康长寿的重要因素。今天，关于健康长寿的理论和方法随处可见，为此，本书在这里只是简要地向你介绍一些相关知识，期盼它能帮助你健康长寿。然而，对于我们来说要想健康长寿，收集信息仅仅是这个过程中的一个很小的部分，而找到适合自己的方法才是最重要的。换句话说就是，收集信息会对这个过程提供帮助，但最重要的是你要根据自己的实际情况作出决定。无论我们是否患有疾病，健康长寿都是我们的期盼，当然，延长寿命也是癌症治疗的主要目标之一。

确定好自己的健康目标后，你要做的就是要了解和运用自己内在的健康激励机制。本书的第 10 章会告诉你，除了头部以外，我们还有另外一个"大脑"，它会为我们提供内在的健康激励。接下来，你就要和了解自己实际情况的人一起讨论和制订你的健康计划，你应该开放地接受各种可能性，从而确保计划的全面性。为了自己的健康长寿，这些是值得你尽力的。

健康长寿七要素

要素一：排毒

排毒是一个清理体内垃圾的过程，根据细胞的层次它分为很多阶段。排毒方法也有很多，一些极端的排毒方法也可以成功排毒。但到目前为止，我还没见过自己的病人采用这些极端的排毒方法，虽然一些人觉得这些方法是必需的。

要素二：饮食

这是"清理垃圾"的另一面。保持健康的饮食习惯会给我们的身体带来营养和力量。特别是在今天，饮食习惯变得更加重要，因为现代饮食习惯已经被证实是引发所谓"文明疾病"的重要原因。毋庸置疑，传统饮食习惯的改变，是今天癌症发病率提高的重要原因之一。

要素三：营养保健品

保健品可以为我们的饮食提供浓缩的营养素。一些"功能食品"可以在我们遇到健康问题而日常饮食又不能提供充足的营养时，满足我们身体的某些特殊需要。

要素四：生活方式

生活方式是影响我们如何与周围环境发生相互作用的重要因素。你是否已经足够清楚地意识到周围环境中有毒和危险的因素？当镭第一次被发现的时候，人们通过暴露在新奇的 X 射线下，看见自己手和脚的骨骼，称它是一个医学奇迹。而今天，辐射的危害却成了众所周知的事实。现在，我们周围的环境仍然存在着许多我们未知的危险因素，就像过去的 X 射线那样，希望相关的研究能让我们尽快了解这些潜在的危机。总之，充分享受自然环境，获得充足的新鲜的阳光、空气和水，还有足够的运动锻炼始终都会有利于我们的健康。

要素五：运动锻炼

该因素的重要性是毋庸置疑的，特别是对于癌症患者。疲劳乏力常常是癌症症状的表现，也是治疗的副作用之一。或许与我们一般的想法不同，但事实上，运动锻炼确实比静静地休息更有利于缓解癌症患者的疲劳（Sood & Moynihan，2005）。运动锻炼可以提高循环系统的有效性，它不仅作用于四肢，还作用于腹部。高效的循环系统可以更快地为内部器官带来新鲜的氧气和营养，更快地促进新陈代谢。正是这些内部器官得到锻炼，才使得整个身体得以健康，癌症治疗的有效性得以提高。

要素六：情感愈合

我们需要通过一种有形的方式了解情感愈合的重要性。本书第 9 章就为你提供一些处理情绪情感问题的策略，有的方法可能你闻所未闻，但是它们都是重要的精神食粮。

要素七：心理精神康复

这是精神领域中较为深入的方法。你可能会怀疑这些方法的有效性，但我还是希望你尝试着利用它们，让它们为你带来实惠。

小　结

以上各要素中的任何一个有了新突破，都将会影响整个治疗。其中心理精神康复因素对于治疗的意义极为重要，而良好的饮食习惯和运动锻炼又对情绪情感或者心理精神康复有着积极的促进作用。禁食容易引发幻觉，或者使那些人将自己与直觉（乃至更高的力量）相联系。我不推荐禁食，因为我们多数人并没有为此做好准备，而且这样做常常适得其反。但是，我会建议"有选择性地禁食"，详情见本书第4章。

本书在接下来的几章中，除了为你提供相关信息，每章后面还会附上一份可供填写的问卷，它们会帮助你在那些众所周知的建议中，根据自己的盲点和特点，寻找适合自己的建议。

以我自己为例，运动锻炼就是盲点。我有良好的饮食习惯，同时注意保持良好的情绪和情感，也有健康的生活方式。我是保健品和药物方面的专家，但运动锻炼对我仍是挑战。如果我能积极锻炼，是不是就完美无缺了呢？锻炼是否适合我？而我又能否从中获益？尽管我在其他要素上都非常注意，但是，运动锻炼对我还是和其他人一样重要，不可忽视。我见过，有些运动爱好者的饮食习惯存在着很多不健康之处，比如摄入大量的糖，但他们仍然保持健康。只是麻烦迟早会找上门来。有的人嘲笑心理咨询、精神治疗和减压技术。其实，我们应该用接纳的心态来对待各种有益于健康的方法。因此，对于我们的健康而言"盲点"具有"特殊权力"，所以请特别注意那些潜藏在表面现象之下的东西。

虽然本书第 4 章至第 10 章后面的问卷还不足以对生活方式作出全面分析，不过它可以帮助我们明确应该把注意力集中在哪里。例如，对于热爱运动的你来说，制订一份运动计划非常容易，但同时也要请你注意考虑其他的要素，特别是你的盲点，如饮食和运动的搭配协调等。我希望本书的读者都可以充分发挥自己的潜力。

找到自己的盲点

你有自己的盲点吗？请写出你针对自身保持健康的计划：

_____

_____

_____

_____

_____

第 4 章

如何解毒和排毒

很多人会把解毒和戒毒、药物滥用联系起来，特别是在好莱坞的世界中，"解毒"和"康复"是可以相互替换的。本书中"解毒"意味着优化身体，清理废物，即清除那些过剩营养物质的能力，而主要负责解毒的器官是肝脏、大肠和皮肤。事实上，大多数人都经历过解毒的过程。宿醉就是典型的解毒过程。吸食海洛因的人突然戒吸会感到极度不适，戒烟或戒咖啡的人会变得神经过敏，这些都是解毒的症状。这里的重要原则是，当你吵着要酒喝时，你在中毒，但当你宿醉时，你在恢复。这个过程让人不太好受。在传统的恢复期中（此过程也可以叫作赫克斯海默反应或者吉海反应，缩写为 Herx）人们会感到萎靡不振。这种症状就像是得了感冒，有时还伴随着呕吐、头痛、疲劳乏力以及疼痛等感觉，或者是疼痛在身体内发生转移。除了这些基本的症状，如果你已经患有慢性病或者一些健康问题，它们也会同时表现出来。

解毒层次

1. 上瘾：大多数人解除了对咖啡、糖类和酒精的依赖后，身体感到舒服多了。

2. 消化系统：你完全消化食物了吗？每天都有肠道运动（指排便）吗？全力排毒了吗？

3. 体液循环系统：来自血液和淋巴循环系统的液体可以清洗细胞，为其提供营养物质，并带走新陈代谢产生的废物。

4. 组织：组织阶段的解毒需要比其他阶段花费更长的时间——数月甚至数年——因为通过体液循环系统，细胞中积累的废物也会被带走，就和我们平时看到的皮肤出汗过程的原理一样。同时，组织阶段的解毒也是肿瘤解毒和排毒的过程。

温和解毒：5 日膳食疗养

有的癌症患者经历了高强度的解毒治疗后，病情出现了好转，但是高强度治疗需要专业的医生，还需要患者的亲友给予支持，而且解毒过程要比大多数人想象的烦琐很多，有的解毒治疗还会要求患者停止传统治疗。然而，本书更推荐温和解毒的方式，因为它能够为传统治疗方法提供补充，而我咨询过的大多数患者，都更愿意接受传统治疗兼补充治疗。如果患者服用了处方药，那么在开始治疗前，请一定要记得和主治医生讨论解毒膳食疗养的计划，这是十分关键而且必要的。

当然，饮食上的改变固然很重要，但是态度上的转变则更为关键。大多数参与膳食疗养的人都是抱着希望自己能够变"好"的态度而来。事实上，这个治疗方法与变得"好"或"坏"并没有直接关系。但是我相信，只要坚持，运用这个方法会改变你的生活，会帮助你极大地扩展学习视域并增强适应能力。在下一章"抗癌食品"中，你会了解到：有些食品具有抗氧化、抗炎症、强化免疫系统以及其他一些有利于健康的特征，你可以将这些作为自己适应改变的指导。

温和解毒是在特殊时期采用的方法，在这 5 天中，你可以给肝脏和消化道"松绑"，让它们得到休息。与此同时，你也可以吃一些简单的、营养的食品。在这 5 天里，我们还能完成什么呢？显然，这并不会显著改变我们的健康状况。而我们所做的，不仅仅为消化器官提供了休息的机会，还重新获得了健康的指引。5 日的简单膳食疗养后，你会变得敏感而又敏锐。如果坚持尝试这种膳食疗养，一月两次，连续 3 个月后，你会发现什么是对你有作用的，而什么又是对你不起作用的。在这种饮食条件下，大多数人不会遇到任何康复危机。

如果你希望阻止癌症复发，那么坚持每月两回的 5 日膳食疗养期，就已经足够了。如果你正在和癌症抗争，那就争取把 5 日的膳食疗养延长到 10 日。始终不变的原则是，你要根据自己的需要来调整膳食疗养的时间长度，然后倾听来自身体的声音，了解关于自己身体的信息。现在你的身体在说什么呢？对大多数人而言，当身体说"来一杯咖啡或来块儿糖"的时候，也许它是在告诉人们："今天真难熬，那么喝一杯吧。"如果你正处于这样的状态，也不需要担心。我并不要求你放弃任何食物。事实上，我认为，反复告诉自己不能去吃喜爱的"坏"（指不利于健康的）食品反而是非常不健康的。而我们期待患者去尝试的，是一次 5 天的膳食疗养。

现在我们来看看咖啡、糖类和酒精：它们都不是食物，而是药物。药物带有系统所需之外的能量，而食物只是让能量进入系统。为了让你更了解我的意思，接下来我们来区分一些重要的概念。

蔗糖，或者方糖，由葡萄糖和果糖组成，两者都是身体所需要的单糖。然而，糖除了提供营养之外，还是一种高度上瘾物质（Avena, Rada & Hoebel, 2008），并且会消耗身体能量，就如铬（Kozlovsky et al., 1986）和镁（Lemann, 1976）一样。同时，糖类还会产生很多其他的副作用，如加速老化过程（Lee & Cerami, 1992）等。最近一个研究表明：糖类可以使人上瘾，而且其强度是可卡因的 3 倍之多（Lenoir et al., 2007）。

至于植物性的物质，比如酒和巧克力，它们含有抗氧化剂和其他有益健康的营养物质。红酒富含铁元素和白藜芦醇（译者注：白藜芦醇是一种天然的抗氧化剂，可降低血液黏稠度，抑制血小板凝结和血管舒张，保持血液畅通，可预防癌症的发生及发展），但也包含了酒精。在某个特定水平上，酒是食物，但是超过了一定的量，它就变成了药物。由于个体差异和对酒精溶解度的不同，每个人血液中的酒精含量也不尽相同。其中，红酒的营养价值最高。但更重要的是，你要清楚自己的身体情况。咖啡和巧克力都含有咖啡因，而咖啡因是一种兴奋剂。此外，巧克力包含了刺激性的生物碱、茶碱、可可碱，以及影响神经的物质四烯乙醇胺和苯乙胺（Smith, Gaffan & Rogers, 2004）。咖啡因（Battram et al., 2005）和酒精（Latenkov, 1985）还会导致肾上腺素分泌过量，这样最终会导致身体感到疲劳乏力。酒精（Numberger & Bierut, 2007）和咖啡因（Juliano & Griffiths, 2004）都可以作为食品添加剂来使用，这些非食物性的物质主要作用是改善情绪。

我曾经告诉我的孩子们：有些食物（如冰淇淋和巧克力）的作用只是让人感到愉快，而另一些食物却让身体变得更强。每当他们向我祈求零食，我总会很快答应，但会拖延兑现诺言的时间。我发现，即使是 5 岁的小孩也愿意这样做，他们会嚷道："星期六的时候，你一定要兑现诺言！"在生日宴会上吃

了太多的冰淇淋和饼干后，孩子们会觉得并不是很舒服。这时，
我会告诉他们"这也就是爸爸吃了太多冰淇淋后的感受啊"，
而不是简单地批评孩子们对零食的要求。

辨别什么食品有益于我们的健康，明白吃多少食品对我们
是合适的，是一个需要不断学习的过程。我觉得吃这些受欢迎
但缺少营养的食品是我们生活的重要部分，但是如果每天都大
量地吃，那你就会上瘾。上瘾是愉悦的坟墓。所以，别认为自
己虚弱、超重或者身患癌症，就再也不能吃巧克力，就不能再
喝一杯酒了。但经过一段时间后，你的饮食习惯将会发生改变，
最后你会拥有一种能力——可以告知自己什么时候能够远离甜
食或者咸辣食物，同时不会给身体带来任何副作用。你将会渐
渐明白自己身体需要的是什么，因为你的食欲已经被训练到了
某种程度，这使得我们能够更加信任自己的选择。

很多人也说过，他们对食品的选择可以达到一个新的直觉
水平，这与他们的经济和社会生活有关。5 日膳食疗养计划可
以磨砺意志，让你形成一种快乐的简约主义态度：轻盈快乐的
感觉，感到很轻松，因为小事而愉悦，发现自己以前从未注意
到的精彩。经过一次 5 日膳食疗养后，我只喝果汁，补充一些
天然的中草药，还会食用一些海藻。在我开始吃固体食品之后，
我变得很喜欢花椰菜（西兰花），几乎每份食物中都要加上它，

但我以前从未真正喜欢过这类食品。现在，我非常热衷于烹饪花椰菜，并会撒一丁点儿橄榄油在上面。这似乎已经成为一种难忘的经历，就像我第一次在法国的三星级餐馆里用餐一样。

所以"禁食"的目的并不是变"好"，而是更加自觉。其实你并不用放弃自己喜爱的食物，而且还可以收获很多。你是在为提高生活质量而认真地努力着，并不仅仅只是为了延长生命。历史上，我们的祖先会有规律地进行"禁食"。到了20世纪，俄国人会坚持"禁食"6周，直至圣诞节的第一天，然后开始享用蒸煮的小麦和蜂蜜。在大多数西方文化中，禁食期都遵循着基督教的历法，并认为禁食的时期也是祷告和净化自我的时间。但是，他们同样也会在节日期间屠宰肥牛，大量饮酒，尽情宴会。我想这些都是"完整生活"的一部分，既要学会欣赏禁食，也要学会享受生活。在现代社会，我们所做的似乎全是享受，那我们到底从中收获了什么呢？

温和解毒的5日膳食疗养由以下的部分组成：

煮蔬菜和沙拉，配上少量的初榨橄榄油和醋（根据个人喜好）；

糙米（译者注：糙米是指稻米去壳后仍保留些许外层组织，如皮层、糊粉层和胚芽。上述的外层组织内含丰富的营养，比起白米更富有许多维他命、矿物质与膳食纤维，所以向来被视为是一种健康食品）；

鲜果汁；

新鲜的时令水果；

胡萝卜＋燕麦＋苹果汁是我的最爱，我发现它可以帮助我缓解对糖类的需求。你还可以去尝试各种各样的果汁搭配。比如，我喜欢大白菜＋燕麦＋莴苣苹果汁，但是，其他人也可能倾向于在里面加入甘蓝，一点儿姜，或者西洋菜（译者注：又称豆瓣菜，质地脆嫩、多汁，色泽青绿的嫩茎叶供食用，清香爽口，营养丰富，一般用于沙拉），这都取决于你自己。新鲜的时令水果也可以加入其中。

如果你是咖啡的忠实拥护者，你可以选择循序渐进地戒掉咖啡，而不是立刻完全戒掉。你可以先试着减半，然后每天逐渐减少饮用量。有一点非常重要，你需要清楚自己到底有多少能量，而不是仅仅从那些能使你兴奋的食品中得到能量。如果你习惯每天喝一到两杯咖啡，那你完全可以成功地戒掉咖啡。如果你的饮用量远大于此，那么这样做就可能会带给你严重的头疼、反社会行为（至少是情绪的大幅波动），或者是两者兼有。

在 5 天的膳食疗养中，人们通常只注意到显著的情绪波动，却不能发觉自己正在解除不良的咖啡上瘾习惯。坚持下去，这也是一个学习的过程。密切关注自己身体的感觉和情绪，这将会让你得到更多关于如何掌握自己生活的有用信息。将你的膳食计划告诉你的配偶、工作伙伴或者朋友，那么你将会在情感上得到外界的支持。有必要让他们及时提醒你，因为情绪危机也是疗养过程中的重要部分。我想，如果没有提醒，你会忘记情绪危机也是疗养的一部分，特别是当你遇到情绪波动时，一个好的提醒者可以将你从危机中解救出来。

另外还有一个注意事项，那就是在 5 天之后，你可能会觉得自己特别想要吃某些东西——不一定是花椰菜，而很有可能是一个芝士汉堡、一份比萨、巧克力，或者其他垃圾食品。在5 天膳食疗养的尾声，我希望你能坚持下去，不再沉迷于那些你渴望的但又不利于健康的食品。要相信自己的意志力，不会错的，最后你或许会发现：自己并不是真的想要吃那些东西，仅仅是觉得它们好像听上去不错而已。也许，你会发现自己还有很长的一段路要走；也许，你正在经历着一段前所未有而又难忘的幸福和健康；还有可能，你甚至体会不到以上的任意一种感觉，你的症状出现了反复发作，比如：过敏反应和身体酸痛。但是，即使是痛苦的体验，也可以教会你很多东西——不仅是在智力水平上，还有更深的"内脏"水平上。

考虑过使用中草药来帮助你解毒和排毒吗？这个主意非常不错，但如果你自己对中草药知之甚少，那么请一定记得找到一位知识渊博、经验丰富的中医。现在，有的医疗机构也会提供中草药排毒的相关服务项目。

前面我建议的食品只适合在 5 日膳食疗养的初期食用，因为随着疗养的进行，你可以根据自己的实际情况改善食谱，比如加入适合你自己身体需要的中草药或者其他保健品等。这样的食谱有利于你的健康，还有助于让你认识到哪些食品和保健品更适合自己。即使第一次的尝试没有成功也没有关系，过几天你可以调整食谱，重新开始。

当进行到 5 日膳食疗养三分之二阶段的时候，请你一定要尽全力尝试，远离以前那些不健康的食品和生活习惯。不必担心自己是否完成的不够好或者不够完美，你需要一段时间来慢慢适应这样的疗养，有时可能会花费数月之久。如果你的身体特别虚弱，那么重视自己意志力的作用，则可以加快康复的进程。试着去训练和协调你的盟友或者你的支持团队，他们对你的康复都非常有帮助。

毒和排毒食品

含硫的蔬菜，比如十字花科植物（卷心菜类）、洋葱和大蒜，都有解毒作用（Gamet-Payrastre et al.， 2000）。花椰菜类的菜苗比花椰菜本身具有更强的解毒效力（Rahman, Li & Sarkar， 2004）。

含胡萝卜素的蔬菜，比如胡萝卜，有利于肝脏功能。一种非常重要的胡萝卜素即 β - 胡萝卜素，有时也叫作维生素 A 原，它是肝脏需要的另一种营物质养。

姜和姜黄都有利于消除炎症。姜是植物性药物，可以刺激甲状腺功能；姜黄在印度和中国是传统的中草药，对肝脏有益。

绿叶蔬菜（Gupta & Prakash， 2009）和海洋蔬菜有助于清除体内的重金属物质（Tanaka, Inoue & Skoryna， 1970）。

亚麻籽外壳有助于增加肠蠕动，从而促进新陈代谢。

水

水过滤 反向渗透系统可以清除水中的细菌、污染物和重金属，包括氯和氟，因此很可能会被添加到日常的供水当中。如果没有细菌，你是不需要氯的。在解毒期间你需要饮用大量的水，至少每天 1~2 夸脱（约合 2 升）水，所以保证饮水质量是很重要的。另一种选择是采用活性炭过滤器，但是，反向渗透是最彻底的过滤方法。

淋浴过滤 这个看起来可能会有点麻烦，而且当你淋浴时，水中的氯会转化成为气体，同样对健康有危害。你可能会过滤掉饮用水中的氯，但在淋浴过程中，氯会通过你的皮肤被吸收。在淋浴时，你会暴露在 20~25 加仑（约合 90~115 升）的水中；而每天的饮水，可能只有 1 夸脱（约合 1 升）。

深层清洁环境中的化学物质

本书第 7 章将会介绍更多有关清洁环境中有毒化学物质的信息。美国疾病控制中心（CDC）提出我们每个人体内都包含有毒化学物质，其中不乏一部分是有益于健康的。2003 年，环境工作组（EWG）的研究发现，新生儿的血液样本中含有 287 种有毒物质，包括汞、阻燃剂、杀虫剂和聚四氟乙烯类物质（EWG， 2005）。几乎所有这些有毒化学物质都可以导致癌症发生，影响免疫系统。更不幸的是，我们体内缺乏相应的化学物质，来消除威胁性最大的有毒物质，比如多氯联苯（PCBs）和二英。因为它们的复杂多变，我们的新陈代谢过程还不具备分解这些有毒物质分子的能力。这些有毒物质会累积在脂肪和结缔组织中，甚至是骨骼里。我们不能依靠肝脏的解毒功能，也不能依靠甲状腺促进新陈代谢来清除它们。

那么，又该如何应对空气中的有毒物质呢？我想，总不能告诉大家不要呼吸吧。好像这一切看上去多少会让人失望，但事实是，我们不得不在这样一个现实世界中生存与生活下去，所以，我们或许需要一些特别的方法和策略来应对。

有助于深层清洁的解毒和排毒的营养素

另一个有助于深层排毒的方法就是在专业人士的指导下摄入营养素。以下是一些非常实用的营养素，它们对于清除体内的有毒物质有很好的效果：

谷胱甘肽（一种氨基酸）

α - 硫辛酸

大蒜油

水解乳清蛋白质（谷胱甘肽的食物来源）

卵磷脂

蛋白水解酶（来源于热带水果和动物内脏）

维生素 C

怎样才能知道自己体内是否含有重金属物质？

有的医生会进行专门的检查来测定体内重金属物质的含量，因为它们可能不会在血液检查中被检测到。肌肉中注射某种化学物质可以有效地促进组织的解毒，从而能在 24 小时之内的尿检中发现重金属物质。医学家和环境学家通过数十年的研究，提出一种简单的测定方法——组织矿物分析法，可以通过检查头发样本中的有毒物质来分析体内重金属物质的含量。在第 7 章中，你还会看到更多有关周围环境中的重金属物质和其他有毒物质的内容。

有助于清除体内重金属物质的营养保健品

除了远红外桑拿治疗技术（后面内容将会讨论），以下这些保健品会加速体内解毒（清除重金属物质）的过程：

昆布属植物（比如海带、海白菜）提取物；

蓝绿色藻类（螺旋藻）；

加工的柑橘属植物果胶；

含硫的氨基酸（比如谷胱甘肽、蛋氨酸和半胱甘肽）。

家庭热疗：远红外桑拿

在第 2 章中，我们说到因为癌症细胞不能忍受高温，所以可以采用热疗方法，实际上就是人为引起发烧，这种新方法已经在欧洲得到应用，在美国也开始逐渐兴起。高温的另一个作用是：它可以激活组织和刺激微循环系统，通过出汗来排出组织中的有毒物质，而且这是利用皮肤清除体内有毒物质的唯一方法（Rogers，2002）。你可以通过积极运动来大量出汗，以此达到排出有毒物质的目的。或者，你也可以使用一个外部热源。

热水浴、桑拿和泡温泉历来被运用于世界各地的治疗方法中。桑拿是一个有助于康复的方法，但如果身体非常虚弱的话，高温反而会增加身体的负担。幸运的是，有一项新的桑拿技术可以扬长避短。与传统桑拿方法相比，远红外桑拿不是把整个身体置于高温之中，而是通过远红外线渗入皮肤 1.5~2 英寸（3.8~5 厘米），使结缔组织达到大约华氏 140 度（约为摄氏 60 度）（Inoue & Kabaya, 1989）。联系所在地区远红外桑拿医疗服务的提供者，或者购置一套适合自己的远红外桑拿设施。

远红外桑拿治疗技术是否安全呢？这个问题的答案是毋庸

置疑的，而且这项技术甚至对身体虚弱的人也是同样适用。梅奥诊所的医生们通过对需要大量药物治疗的晚期心脏病患者采用远红外桑拿技术后发现：他们的病情得到大幅度缓解，血压降低，心律失常减少，甚至有的患者可以 3 个星期停止服用某些药物。在传统的桑拿中，心脏病患者常常会出现心律失常的不良反应，而在远红外桑拿治疗中则没有这样的副作用（Tei & Tanaka，1996）。

那么这项技术是否能将化学物质清除干净呢？美国环境保护局（EPA）的科学家们发现：远红外桑拿治疗技术可以清除体内的多氯联苯和其他有毒化学物质，甚至对那些因为日常工作而需要长期暴露在有毒化学物质之中的人也同样有效（Schnare,Ben & Shields，1984）。它还可以改善退役军人因长期暴露在橙剂(译者注：一种高效除草剂,含有二噁英化合物,越南战争期间美军用低空慢速飞行的飞机喷洒于被判断为共产党武装人员藏身之地的森林、丛林和其他植被上，使树木等植物落叶)之中而引发的症状,比如关节疼痛（Roehm，1983）等。远红外桑拿治疗技术也可以成功清除身体虚弱的人——包括对某些化学物质和食品过敏的人——体内的有毒物质（Rea et al.，1996）。它可以用来治疗癌症，特别是因为周围环境的有毒物质引发的癌症（Schnare & Robinson，1986）。

远红外治疗技术的其他优点

（1）热疗可以促进循环系统的工作，对身体内部的器官也同样有用。研究显示，它能够清除体内组织中积累的废物，甚至能深入到心脏冠状动脉血管中完成清理工作（Tei et al., 1995）。这能提高组织联合之后的氧化循环结果（Kihara et al., 2002）。

（2）桑拿有镇静作用，可以有效缓解交感神经和副交感神经的紧张状态，调节战斗或逃跑反应，降低体内的荷尔蒙水平，促进自然杀伤细胞活性，从而提高免疫力。

（3）这项技术通过清除废物来达到体内电化学平衡，主要是结缔组织的酸性平衡。

（4）它还可以帮助细胞和组织吸收水分。

指导意见和安全提示

尽管这是一个安全的治疗方法，但在使用过程中，我们还是应当像应用任何新方法那样谨慎小心，通过实践增加了解。如果你患有高血压，在进行桑拿之前，请检测你的血压值。另外还可以测量一下体重，以便帮助你确定自己在桑拿期间的液体流失量，即排汗量。切记不要在桑拿之后立即享受大餐，最好是等桑拿结束 1~2 小时以后再吃饭。先在华氏 100 度（约合摄氏 30 度）的环境中待上 10~15 分钟，让身体慢慢感觉和适应温度变化。然后，再走出桑拿室，记得检查你的血压、体温和脉搏。如果你的血压升高了 10 毫米，体温升高超过 1 度，脉搏在每分钟 110 次以上，建议你立即停止当天的桑拿。你只能循序渐进地适应桑拿，从而延长桑拿时间，同时减小它对你的血压和脉搏产生的影响。每天桑拿水温的上限是华氏 140 度（约合摄氏 60 度），且时间不能超过 1 小时。不过，我个人觉得华氏 120 度（约合摄氏 45 度）的水温也已经足够了。

在桑拿过程中，要及时使用毛巾擦拭皮肤上的汗水，防止有毒物质的再次吸收。如果没有出汗呢？必要的话可以试着滋润和覆盖皮肤。如果有条件的话，可以在桑拿前进行几分钟的运动锻炼，来促进血液循环系统，也有助于提高桑拿的效果。如果你已经有一个定期的锻炼计划，那么你可以很容易地把桑拿也列入到日常计划之中。在桑拿之后，还可以用冷水或者温水进行淋浴，擦干并用浴巾裹住身体。此外，一定还要大量喝水，一旦桑拿后出现皮肤褶皱或者体重下降，就说明你需要立刻补充水分。

如果在桑拿期间你感到头晕、头疼、呼吸急促、心跳加快、疲劳乏力、抽筋和痉挛，或是出现其他不适反应，请立刻停止当天的桑拿。在下次桑拿时，建议使用更低的水温和更短的时间。即使在开始时觉得不舒服，出现不适反应，也绝不要着急气馁。这并不是一件坏事，感到轻微不适也是解毒过程的一个部分，而在后来的解毒过程中感到不适，通常是由于肿瘤破裂而导致的。如果你有这样不适的经历，可以缩短你的桑拿时间或者降低水温。由于这个问题因人而异，所以建议你咨询自己的主治医生或者健康顾问。不过大多数时间你并不会感到不适。总之，要做好各种准备，俗话说"一分耕耘，一分收获"，你需要根据自己的实际情况及时调整方法。

请注意，桑拿会加快药物吸收。所以如果你在服用处方类药物，特别是血压类药物和抗癫痫类药物，或者激素类药物，比如胰岛素，在使用这种方法治疗之前，一定要和你的主治医生商量和讨论。如果你怀孕了，或者体内有心脏起搏器等金属物，也一定要如实告知你的主治医生。如果你患有急性炎症的话，则不建议使用桑拿方法。

案　例

C.J.（男），一位 21 岁的电脑专家，白血病，化疗对他没有明显作用，反而让他疲惫不堪。疾病还让他失去了到美国东海岸工作的机会，因此使他对治疗感到更加沮丧和失望。但是，一次偶然的机会，他接触到自然疗法。于是，他在进行化疗的同时，采用一系列解毒和排毒方法。包括吃有机的、天然的、低加工的食品，经常喝果汁，食用清洁肺部的营养保健品等。这样一来，C.J. 的身体慢慢恢复了活力，状态变得越来越好，对治疗态度更加积极，化疗效果越发明显，他的白血病症状也最终得到了缓解。

有助于远红外桑拿治疗的营养保健品

桑拿出汗后，及时补充身体流失的营养非常重要。很显然，水是排在第一位的。不过，出汗后还需要补充电解质。电解质是指在水溶液中或熔融状态下能够导电的化合物，比如酸、碱和盐等。人体内的电解质可以维持体内渗透压的平衡。一般说来，有很多东西可以补充我们人体流失的电解质，但是还有一个非常简单的办法——那就是食用海带和海白菜（即一些海产蔬菜，或者叫作昆布类食品）提取物（Kolb et al., 2004）。对具体的矿物质而言，比如镁，如果你肌肉抽筋或者痉挛、心律不齐，那么就应该及时替换体内的镁元素。在日常饮食

中，镁的摄入量常常是不足的，它很容易被糖类或者酒精过滤
（Lemann， 1976）。同时，镁的摄入形式也很重要，因为有
些形式可能并不利于消化。如果你患有前列腺癌，那么补锌就
显得非常重要。另一个快速简单而且有效的方法是补充维生素
C，如果排汗很多的话，还需要摄入2~3夸脱（约合2.3升）的水。
大多数人可以接受的维C摄入量是每天5克。但是，如果出现
腹泻或者其他消化系统症状，可以减少剂量，从每天500毫克
左右开始（Cathcart， 1981）。需要再次提醒你的是，记得桑
拿前后测查体重，如果重量减轻，一定要及时补充水和流失的
营养。1加仑的水重约8磅（约合3.8升）。

　　盐酸（维生素B3）是一种人体必需的水溶性维生素，可
能会引起暂时性的不适，但它可以促进人体的新陈代谢，有利
于体内循环系统。建议从100毫克左右的摄入量开始补充。如
果你的不适没有消失，最好不要继续进行桑拿。你可以逐渐增
加盐酸的剂量，一次增加50~100毫克，与此同时，你对其的
耐受性也会提高。甚至有的人可以忍受2 000毫克的盐酸，不
过大部分人的上限还是在500毫克左右。在对心血管病人和
其他病人的相关治疗研究中，医生发现1 500毫克是最低剂量
（Gardner et al.， 1997）。

需要定期解毒和排毒的症状

符合以下描述划 "Y"，不符合划 "N"，如果没有特殊说明，每个 "Y" 记 1 分。

Y 或 N ＿＿＿＿＿＿ 到了吃饭时间是否会觉得头晕头昏？

Y 或 N ＿＿＿＿＿＿ 是否总有饥饿感？

Y 或 N ＿＿＿＿＿＿ 是否有很好的食欲？

Y 或 N ＿＿＿＿＿＿ 是否感觉食物好像都停留在自己的胃中？

Y 或 N ＿＿＿＿＿＿ 是否有过敏或者不能忍受的食品？

Y 或 N ＿＿＿＿＿＿ 是否经常出现反酸（胃酸通过消化道道反流造成不适感）？

Y 或 N ＿＿＿＿＿＿ 是否每餐都喜欢脂肪类食物？

Y 或 N ＿＿＿＿＿＿ 饭后是否感到疲劳无力？

Y 或 N ＿＿＿＿＿＿ 是否每天都吃糖类食品？

Y 或 N ＿＿＿＿＿＿ 是否饮用可乐或者其他软饮料？频率是（每天＝记两分，每周 3 次或更少＝记 1 分）？

Y 或 N ＿＿＿＿＿＿ 每周饮酒是否 3 次以上（如果每天饮酒，记两分）？

Y 或 N ＿＿＿＿＿＿ 每月偏头痛是否 1 次以上？

Y 或 N ＿＿＿＿＿＿ 是否有颈椎或者腰椎疼痛？

Y 或 N ＿＿＿＿＿＿ 身上是否有痣？

Y 或 N ＿＿＿＿＿＿ 是否有牙龈出血或者其他口腔问题？

Y 或 N ＿＿＿＿＿＿ 生理期情绪是否起伏变化？

Y 或 N ＿＿＿＿＿＿ 生理期腹部是否感到疼痛？

Y 或 N ＿＿＿＿＿＿ 更年期是否抑郁或者情绪起伏变化？

Y 或 N ＿＿＿＿＿＿ 更年期是否感到不安或者紧张？

Y 或 N ＿＿＿＿＿＿ 是否每天饮用咖啡？（如果每天两杯以上，每增加一杯记 1 分）

Y 或 N ＿＿＿＿＿＿ 精神上是否经常感到清醒或者警醒？（如果不符合，记 1 分）

Y 或 N ＿＿＿＿＿＿ 是否每天服用处方药物？

如果你的得分在 5 分以上，表明占到多数，那么可以考虑尝试一下解毒排毒计划。但是，你不用因此太紧张，而是要放松身心，并且确保能得到专业人士的支持。

此外，我觉得如果不认真考虑自己的实际情况，而是生搬硬套书上的理论，或是对自己要求太苛刻，都会对生活方式的改善造成危害，这一点非常重要。在 5 日膳食疗养期间，需要坚持运动锻炼，严格要求自己。然而在疗养结束后，进行适当的放松也是不可或缺的。如果你喜欢咖啡、茶、巧克力或者其他零食，这也没有什么不好，甚至这些喜好还可以给你创造一个感受自己身体的机会：你会发现，戒掉这些食物或者减少摄入量会改善自身的健康状况。了解 5 日膳食疗养的目标，有助于避免我们不得不戒掉自己喜好的食物的情况出现，还可以确保这些喜好的食物不会危害我们的身体健康。或许一个解毒排毒的过程不会很快缓解你身体出现的各种症状，让你觉得身体状况有很大改善。但是无论如何，你的症状正在得到缓解，身体状况也正在得到改善。

第 5 章

抗癌食品

　　养成良好的生活习惯对提高身体免疫力至关重要，而饮食方式的改变更是重中之重。众所周知，改善饮食会让我们看上去更健康，身体感觉更舒服。而且你会发现，饮食方式的改变还可以使身体化学反应的过程回到细胞水平。在这章中，我们可以看到，不同的食品可以抵御不同的癌症，而且这些食品还可以提高身体免疫力，让你远离癌症。在第 1 章中，我们曾提到每个人体内都会产生非正常的细胞，同时身体也具有一些特殊的机制来处理这些细胞。这一章我们将讨论在日常生活中，应该怎样做来远离癌症。最近几十年里，癌症的发病率出现显著上升的趋势。环境中的有毒化学物质和放射性物质是重要的致癌因子。但是与之相比，我们的一日三餐以及日常饮食习惯可能更为重要。主流科学界在 19 世纪 70 年代首次提出了饮食与癌症的关系（美国国家科学研究学会，1982）。时至今日，越来越多的科学研究结果已经表明：健康的饮食可以有效减少患癌的风险，并且有利于身体健康。甚至对癌症患者而言，健康的饮食方式也是非常重要的（国际癌症研究基金会，2009）。美国国家癌症协会在美国伊利诺斯州立大学和普度大学的实验室主持了一个名为"天然癌症抑制剂"的化学抗癌研究项目。研究者通过和世界各地的研究人员合作，试图从植物——特别是食品中，发现一种新的化学抗癌物质（美国国家癌症协会，抗癌研究项目 http://nic.pharmacy.purdue.edu）。

促癌食品

最近的一项研究发现，西方人的饮食中有大约 56% 的卡路里来自以下 3 类食品（Cordain et al.， 2005）：

糖类（比如蔗糖、玉米糖浆和果糖）

面粉类（比如面包和加工的面团）和米饭

菜油类（比如大豆油、玉米油和氢化油）

以上食品含有很少的蛋白质、维生素、矿物质和 ω-3（omega-3）脂肪酸，而这些营养成分对身体健康都是至关重要的。以上这些种类的食品可以直接促进肿瘤的生长（Michaud et al.， 2002）。

糖类和面粉类

奥特·瓦伯格博士经研究发现，葡萄糖（血液中糖类的形态，易于身体组织的吸收和利用）是肿瘤的主要营养来源。凭借这一成果，他获得了诺贝尔医学奖。正如我们之前所提到的，正电子发射（PET）扫描技术是一种目前用于检测癌症的新方法，它可以测查体内葡萄糖的新陈代谢。扫描会集中在体内大量消耗葡萄糖的区域，并且把这些区域确定为癌症的高发区。如果身体消耗了大量糖类、面粉类或者其他含有糖类的食品（见表5.1），体内就会立刻产生胰岛素来分解葡萄糖，让它尽快渗入细胞。而另一种物质，胰岛素样生长因子 1（IGF-1），会与胰岛素一起分泌，也可以促进细胞生长。除此之外，胰岛素和胰岛素样生长因子 1（IGF-1）还可以加剧炎症的发生（Rajpathak et al.，2008）。正如我们在第 1 章中所说，炎症为肿瘤的生长创造了条件。时至今日，我们已经知道胰岛素和胰岛素样生长因子 1（IGF-1）不仅会促进肿瘤细胞的生长，而且有助于非正常细胞侵入邻近的组织（Dunn et al.，1997）。科学研究已经证实某些特定癌症与高水平胰岛素具有紧密的联系。体内高水平的胰岛素样生长因子 1（IGF-1）异常的男性，其前列腺癌的发病率是普通人的 9 倍以上（Chan et al.，1998）。而高甘油三脂的饮食习惯，特别是高糖类和淀粉的食品，也与卵巢癌（Augustin et al.，2003）、胰腺癌（Michaud et al.，2002）和结肠癌（Franceschi et al.，2001）的发病有密切关系。

所有的研究都表明，严格限制糖类和面粉类食品的摄入，对抵御癌症有重要作用，同时也会为癌症治疗创造有利条件。在正餐之间吃糖类食品似乎会对身体产生更大危害，因为这时身体无法让突然升高的胰岛素水平降低。富含纤维的水果和蔬菜，以及健康的油类食品——比如橄榄油和黄油，它们可以缓冲和抵消因为糖类食品而引起的胰岛素水平升高。在本章下面的内容中，你会发现有很多食品可以降低血液的糖分水平。

表 5.1　甘油三脂的测量（Foster-Powell，Holt & Brand-Miller，2002）

高甘油三脂（建议减少或者放弃食用）	低甘油三脂（建议选择食用）
糖类：白糖、蔗糖、玉米糖浆（包括高浓缩的玉米糖浆）、枫糖、右旋糖、蜂蜜 面粉类：面包、米饭、面团、早餐中加糖的谷类食品 果酱、加糖的水果、糖浆中的水果 软饮料（指酒精含量低于0.5%的天然的或人工配制的饮料）、出售的果汁饮料	龙舌兰糖、麦芽糖、木糖醇 谷粒类食品：黑米、全麦面包、小麦面团、谷粒 马铃薯、甘薯、扁豆、豌豆、绿豆、燕麦、穆兹利（用干水果和燕麦混合制成的一种食物） 水果：特别是樱桃、覆盆子、蓝莓 过滤水泡水果或者中草药、纯果汁、绿茶、不加糖的谷类或者坚果牛奶 牛蒡、葫芦巴、洋葱、冬葱（Duraffourd & Lapraz，2002）和大蒜（Thomson et al.，2006）（这些食品中含有稳定血糖的成分）

过量的 ω-6（omega–6）脂肪酸

饮食方式上的一个基本变化直到今天才开始为人所知（Ailhaud & Guesnet，2004）：饮食中 ω-3（omega-3）脂肪酸和 ω-6（omega-6）脂肪酸的平衡已经发生改变。传统的饮食方式，比如日本和格陵兰岛居民的饮食中含有多样且平衡的脂肪酸（Kromann & Green，1980）。但是现在，ω-6（omega-6）脂肪酸的摄入量已经大大超过了 ω-3（omega-3）脂肪酸。这两种脂肪酸非常重要，因为身体本身不能制造它们。而且，它们各自对我们身体发挥着不同的作用：ω-6（omega-6）脂肪酸可以加快脂肪储存、血液凝固和炎症反应（Simopoulos，1999）；ω-3（omega-3）脂肪酸可以抑制炎症（Endres et al.，1989）和神经系统，构成大脑和神经系统的组织（Innis，2007），并减少脂肪产生（Okuno et al., 1997）。与以前大致平衡的 ω-3（omega-3）脂肪酸和 ω-6（omega-6）脂肪酸摄入量不同，现代饮食包含了过量的 ω-6（omega-6）脂肪酸，两者摄入量的比例高达 15 ：1（Kiecolt-Glaser et al.，2007）。而科学研究则确定我们遗传的两者比例应该是 1 ：1（Simopoulos，2008）。每种脂肪酸对保持身体健康都是必不可少的，但摄入量的不平衡就会引起各种各样的健康问题，

这在目前的多项科学研究中也已经得到证实（Simopoulos，
2002）。

致使 ω-6（omega-6）脂肪酸摄入过量的主要原因是食物链
中家畜饮食的改变。农场中的动物，特别是牛和鸡，在过去都是
放养的；也就是说，牛在野外吃各种草类，而鸡，作为杂食动物，
在野外吃各种草类和昆虫。现在，家畜在农场，饮食富含玉米和
大豆，所以它们产生的肉、奶和蛋都富含 ω-6（omega-6）脂肪酸。
以蛋为例，其 ω-6（omega-6）脂肪酸的含量是 ω-3（omega-3）
脂肪酸的12倍，而在放养的鸡所下的蛋中，两者比例是大概相等，
趋于平衡的（Weill et al.， 2002）。

体重与癌症的关系

科学家对25万多位癌症患者中的221份个案进行了研
究，分析其体重与癌症的关系，结果发现体重不仅与常见的癌
症——比如乳腺癌、结肠癌和肾癌——的发病有密切关系，而
且还会影响一些不常见的癌症——比如血癌（白血病）和皮肤
癌（黑色素癌）——的发病。对女性而言，身体超重会导致患
食管癌的风险增长51%，肾癌34%，子宫癌和胆囊癌59%；对
男性而言，身体超重会导致患食管癌的风险增长52%，甲状腺

癌 33%，结肠癌和肾癌 24%（Renehan et al.， 2008）。

除了增加患癌的风险，肥胖还导致每年超过 30 万的人死亡，这个数字已经超过烟草引起的死亡人数。从 2005 年起，肥胖就成为引发疾病和导致人们过早死亡的主要原因，而这一因素是可以预防的。但脂肪摄入似乎不是引起肥胖的最重要原因。1976—2000 年，美国人的脂肪摄入量下降了 1%，卡路里摄入量下降了 4%，但肥胖率却增长了 31%。这一事实已经得到证实，有时又被人们称作"美国人悖论"（Heini & Weinsier， 1997）。

即使出现越来越多的肥胖儿童——1970—1990 年，儿童肥胖率平均一年上涨了近两倍——儿童也不应该因为在快餐店吃垃圾食品、没完没了的享用零食或者成为"沙发土豆"而受到责罚。研究者提出：从 1950 年起，尽管母乳在数量上没有太大的变化，但是质量已经有了明显的差别（Ailhaud & Guesnet， 2004）

表 5.2　ω-3（omega-3）脂肪酸和 ω-6（omega-6）脂肪酸的作用

ω-6（omega-6）	ω-3（omega-3）
促进炎症	抑制炎症
凝固血液	稀释血液
促进细胞生长	控制细胞生长

减少鱼类的食用可能会导致体内激素的不平衡（后面将介绍相关内容）。很多鱼类都营养丰富，不仅富含 ω-3（omega-3）脂肪酸，而且含有其他营养物质，对大脑和神经系统的健康非常有用。海产品的问题是，它们体内可能存在水银污染物，但是我们有办法降低这种风险。我们可以选择污染物较少区域的食品，还可以尽量多吃一些有助于排毒的食品，比如我们之前提到的海带类食品——它们是海产蔬菜，可以产生能够吸收重金属和其他有毒物质的成分（Tanaka, Inoue & Skoryna, 1970）。运用经过加工的柑橘类果胶是另一种可以清除有毒物质的方法（Eliaz et al., 2006）

激　素

另一个不利的变化是我们食用的动物蛋白中激素的改变。雌性激素，比如雌二醇和折仑诺（被欧盟禁止使用）（兽医委员会关于公众健康的决议，1999），可以促进动物生长，但是对消费者的健康会产生不利影响（Kart et al., 2008）。牛科动物基因重组生长激素（rBGH）（在欧洲和加拿大禁止使用）是一种可以改变基因的激素，将其注射进产奶期的牛的体内，可以增加牛奶产量。同时，它促进了牛体内胰岛素样生长因子

（IGF-1）的产生，在牛奶中也会相应地出现胰岛素样生长因子（IGF-1），这种激素可以在巴氏灭菌法的低热条件下存活，最后进入消费者体内。正如之前我们所说，胰岛素样生长因子（IGF-1）是脂肪细胞的主要刺激物，甚至还可能直接加快肿瘤的生长。

反式脂肪酸：最不利的因素

反式脂肪酸是指经过氢化处理的油类，它们可以在更高的温度条件下依然保持固态。反式脂肪酸能提高油类的融点，从而制造出黄油奶油的替代品，同时延长油类的保存期，但问题是它们增加了冠心病的发病率（Mozaffarian et al., 2006）。科学家相信，如果人们体内缺乏能有效处理反式脂肪酸相应的酶，会让血液中反式脂肪酸的含量高于其他脂肪类（Kleiman et al., 1970）。反式脂肪酸可以加剧炎症的发生与发展，从而增加癌症的发病率（Lopez-Garcia et al., 2005）。除此以外，食用反式脂肪酸和前列腺癌也可能存在一定的关系（Chavarro et al., 2006）。它还能促进体重的增加。研究发现，与消耗同样数量的卡路里相比，反式脂肪酸会增加更多的体重（Gosline, 2006）。反式脂肪酸主要存在于油炸食品中，比如薯条和甜甜圈；还有很多烘烤类食品，比如馅儿饼、甜点、各种饼干、披萨、人工黄油奶油和（使糕点松脆的）起酥油中，这种物质也大量存在。你可以从配料表上分辨食品中是否含有反式脂肪酸。

总之，在日常饮食中，我们要减少或者放弃食用这些促癌食品：

单独的糖类和面粉类

ω-6（omega-6）脂肪酸

被注射了激素的各种动物产品

各种反式脂肪酸

表 5.3　食品与癌症

促癌食品	抗癌食品
高甘油三脂含量的食品	水果等低甘油三脂含量的食品
氢化处理或者部分氢化处理的油类	橄榄油
常见的奶制品（富含 ω-6 脂肪酸）	放养牲畜的奶制品
油炸食品，薯条、玉米条等	各种坚果油
红肉（富含 ω-6 脂肪酸），放养牲畜除外	椰子油
	杏仁牛奶
家禽类（富含 ω-6 脂肪酸），放养的除外	橄榄
	鹰嘴豆酱（中东地区开胃食品）
水果和蔬菜的皮，有机的除外	全麦面包
生水（Cantor et al.，1998）（指未经消毒过滤处理过的水）	非有机的水果和蔬菜洗净削皮
	过滤水

抗癌食品

你需要记住的第一个规律是：有机食品和放养牲畜家禽的产品都是有助于抗癌的。日常生活中，清除体内的有毒物质往往比积累它们更困难。第二个规律是：尽量减少动物蛋白的摄入量。这并不意味着肉类食品对健康有害，虽然在过去，人们很少天天大量吃肉。建议把肉类食品作为辅料，例如肉末豌豆，其中猪肉的使用是少量的，主要用于调味以便增加豌豆的鲜味。再想想很多炒菜中，肉类的使用都是不多的，大部分主料都是各种蔬菜，包括微波加热的蔬菜在内，它们都保持了蔬菜的新鲜以及蔬菜本身富含的天然酶。奶酪是一种时尚的保健品，常常在餐后食用，有时也会和水果搭配。这也是一个有利于健康的饮食方式，奶酪富含的天然菌（益生菌）和天然酶可以促进消化。看看前面的表 5.1 和表 5.3，它们会帮你找到适合自己的食品。当然，这里没有一份完美的食谱能够适合每个人。不过，在饮食的选择上，不仅满足身体成长需要，比如细胞和组织的生长，还要考虑免疫系统和新陈代谢系统的需要。如果身体的这些需要没有得到满足，我们就容易虚弱、生病、肥胖，引发血糖疾病，甚至遇到更严重的问题——癌症。

表 5.4　推荐饮食

动物蛋白类（建议有选择的食用）	全麦类	油类	草本植物与香料调味料类	蔬菜和水果类
鱼类 放养牲畜的肉类 有机蛋奶产品（放养家禽的） 富含 ω-3 脂肪酸的鸡蛋	黑米 小米 杂粮面包 二粒小麦 燕麦 干小麦 亚麻仁	橄榄油 各种坚果油 奶油 天然牛奶 （放养牛的） 乳酪	郁金（姜黄） 百里香 迷迭香 姜 蒜 荷兰芹	十字花科植物 扁豆 豌豆 豆类： 埃及豆（雪莲子） 赤豆 黑芸豆 辣豆 海产蔬菜 蘑菇类 根用蔬菜： 胡萝卜 大头菜 白萝卜 欧洲萝卜（牛蒡） 水果类： 浆果 木瓜 芒果

为什么要食用有机食品？

第二次世界大战以来，我们生活的世界已经发生了巨大的变化。人工合成的化学品从 1930 年的每年 100 万吨增至现如今的每年 20 000 万吨（Davis & Magee，1979）。大部分化学品累积在我们周围的环境里，甚至有的存在于我们的身体中。同时，我们也在药物学中运用人工合成技术，生产了治疗疾病的新药物。食品的生产方法也发生了改变，而那些不含化学物质的食品，我们给它们起了一个新名字：有机食品。

有机食品必须严格按照联邦政府的相关法律法规进行生产。有机农场禁止使用人工合成的化学品，且至少在 3 年内必须遵从"有机系统计划"——内容涉及食品生产的种子、土壤、农作物或者动物等各个方面。这个计划还包括牲畜和家禽的放养规定（草食动物应该吃它们应当吃的食物），以及大量其他各个方面的规章等（Baker et al.，2005）。

欧盟主持的一项重要研究（Taylor，2007）证实，有机食品比市场上的普通食品更加营养。他们研究发现，有机水果和蔬菜比使用过杀虫剂的水果蔬菜含有多达 40% 的抗氧化剂。有机食品还含有更多的微量元素，比如铁和锌。有机牛奶的抗氧剂含量水平比普通牛奶高出 50%~80%。加利福利亚大学（UC）

的研究者戴维斯发现有机猕猴桃果的多元酚（在后面章节中将会介绍）含量比普通水果高出 17%，维生素 C 含量高出 13%。在该大学的另一项研究中，研究者发现有机番茄的 5- 羟黄酮和山奈酚（黄酮醇）含量是普通番茄的两倍，而 5- 羟黄酮和山奈酚（黄酮醇）是两种重要的类黄酮（一种水溶性的植物营养物质，也被称作生物类黄酮、维生素 P，它们具有抗氧化和抗炎症的功能）。

表 5.5 蔬菜和水果的杀虫剂含量水平

按照实验样本中杀虫剂的含量从 1~100 的标准进行分类

高含量水平（有机的除外） 100~30（按照杀虫剂的含量从多到少排列，比如桃子中杀虫剂的含量最高）	低含量水平 0~30（按照杀虫剂的含量从少到多排列，比如洋葱中杀虫剂的含量最低）
桃子	洋葱
苹果	鳄梨
甜椒	甜玉米
芹菜	菠萝
蜜桃	芒果
草莓	芦笋
樱桃	甜豆
羽衣甘蓝	猕猴桃
莴笋	卷心菜
生菜	茄子
葡萄	木瓜

续表

高含量水平（有机的除外） 100~30（按照杀虫剂的含量从多到少 排列，比如桃子中杀虫剂的含量最高）	低含量水平 0~30（按照杀虫剂的含量从少到多排 列，比如洋葱中杀虫剂的含量最低）
胡萝卜 梨子 菠菜 土豆 绿豆 南瓜 胡椒 黄瓜 覆盆子 李子 橙子 花椰菜 橘子 蘑菇 香蕉 冬瓜 香瓜 越橘	西瓜 西兰花 番茄 红薯 葡萄柚 哈密瓜

资料来源：www.foodnews.org/fulllist.php

肉类食品

富含蛋白质的食品——比如肉类和奶酪等，都是最适合在白天食用的——比如在早餐或者午餐的时候，因为按照生物钟，肉类食品中富含的蛋白质成分在白天更容易被转化成诸如肾上腺素之类的活性物质（Ehret et al., 1999）。身体还会贮存蛋白质中的其他营养成分，来保证夜间新陈代谢的需要（Fernstrom et al., 1979）。晚餐时，可以食用少量的肉类和丰富的碳水化合物，比如米饭和各种时令蔬菜等。身体在夜间需要碳水化合物来支持新城代谢、修复调理和解毒排毒等活动（Adam & Oswald, 1983）。如果你能坚持这样做，一段时间以后，你就会感觉到早上起床时的状态和以前大不一样。也可以把肉类和一些中草药香料煮在一起，比如百里香、迷迭香，或者蒜、洋葱，甚至红酒，它们都有利于身体健康，既能增加风味，又能促进消化（Smith，Ameri & Gadgil, 2008）。

还有一点很重要，在享用肉类菜肴时，不仅要食用里面的肉类，还要注意各种汤以及里面的蔬菜，因为它们的营养非常丰富。汤和菜中都富含来自动物骨头和胶质的矿物质和营养元素。我们的祖先吃肉时，就是连汤带菜一起食用的。动物的头部和足部曾经是最珍贵的部分，因为它们都富含胶原蛋白。建议用动物（最好是放养的）的骨头或者软骨做汤，还可以把蔬菜、中草药香料等（当作配菜）和肉类炖在一起（牛肉3~6小时，鸡肉或者火鸡8小时），也可以根据自己喜好调整。有的汤料可以冻结后冷藏，保存最多不超过3个月，当下一次使用的时

候，既可以增菜肴的风味，还能补充营养。这样可以让肉类食
品吃起来更加健康和美味。

表 5.6　ω-3（omega-3）脂肪酸的主要来源

每 100 克食品中所含 ω-3（omega-3）脂肪酸的克数

蛤	0.4
鳕鱼（大西洋）	0.3
鳕鱼（太平洋）	0.2
螃蟹	0.3~0.4
鳝鱼（野生）	0.9
黑线鳕鱼	0.2
比目鱼	0.5~0.9
青鱼（大西洋）	1.7
青鱼（太平洋）	1.8
龙虾	0.3
鲭（大西洋）	2.6
牡蛎（大西洋）	0.4
牡蛎（太平洋）	0.6
大马哈鱼（野生）	1.0~1.5
沙丁鱼	1.4
扇贝	0.2
鲲目鱼	0.1
鲑鱼（红色）	2.0
鲑鱼（彩色）	0.6
长鳍金枪鱼	1.5
蓝鳍金枪鱼	1.6
小金枪鱼	0.4

资料来源：美国农业部（USDA），人类营养信息服务。

油类食品

平衡体内的 ω-3（omega-3）脂肪酸和 ω-6（omega-6）脂肪酸至关重要。ω-3（omega-3）脂肪酸的主要来源是鱼油。在市场上，我们可以买到各种鱼油产品，但是最好是找到冷藏的，确保不含水银，并且要与维生素 E 同时保存，有利于确保新鲜。磷虾油是不错的选择，它既含有大量 ω-3（omega-3）脂肪酸，又富含抗氧化剂。一项对地中海地区饮食的研究表明，纯橄榄油是最有益于健康的油类之一。橄榄油熔点低，不适合炒菜，因为在低温条件下，它就会发生氧化。橄榄油富含单一不饱和脂肪酸，可以为身体提供抗癌保护，比如预防乳腺癌（Simonsen et al., 1998）和结肠癌（Stoneham et al., 2000）。维生素 E 中也含有单一不饱和脂肪酸，而西方人的饮食恰恰缺乏这种具有抗氧化作用的维生素（Ahjua，Goldman & Moshfegh, 2004）。富含单一不饱和脂肪酸的食品容易被身体消化和吸收。澳洲坚果油、澳洲坚果和鳄梨中都含有这种物质，而玉米油、大豆油、油菜籽油、花生油、芝麻油和棉籽油则富含 ω-6（omega-6）脂肪酸，建议尽量减少食用量。但加拿大低酸油菜籽油则是个例外，因为它经过了一系列加工（O'Keefe et al., 1994）。其实，饱和脂肪对身体健康也是必要的，但不能摄入过多。黄油、奶油、奶酪和其他动物产品，以及未加工的有机椰子油中都含有饱和脂肪。

表 5.7　鱼类水银含量水平

高水平的：
鲨鱼
箭鱼
鲭
低水平的：
凤尾鱼
鲳鱼
鲶鱼
蛤
鳕鱼
螃蟹
小龙虾
黑线鳕鱼（大西洋）
青鱼
银汉鱼
龙虾（多刺）
大西洋鲭（北大西洋）
圆鳍鲭（太平洋）
胭脂鱼
牡蛎
鲈鱼
青鳕鱼
大马哈鱼（罐装的）
大马哈鱼（新鲜或者冷冻的）

续表

沙丁鱼
扇贝
美洲西鲱鱼
虾
鱿鱼
罗非鱼
金枪鱼（新鲜的）
金枪鱼（罐装的）
白鲸

资料来源：美国食品药物委员会，2006。

亚麻籽

亚麻籽是一种富含 ω-3（omega-3）脂肪酸的物质。然而，这种油的性质不稳定，容易氧化，所以最好的办法是把亚麻籽的种子磨碎，和其他食品一起吃或者做成沙冰食用。亚麻籽中还含有木酚素——一种有抗癌作用的物质，这在普通油中是没有的。另外，只有在亚麻籽的种子里才有纤维。这种油需要冷藏，使用时一定要记得保持低温，不要在蒸煮炒时使用。吃亚麻籽的家禽所产蛋类也富含 ω-3（omega-3）脂肪酸。杜克大学的一项研究表明，如果每日食用 30 克亚麻籽，可以使前列腺癌的发病率减少 30%~40%，因为它能显著阻止血管生成（Demark-Wahnefried et al.，2001）。

共轭亚油酸（CLA）

另外一种抗癌物质来自动物（特别是食草动物）的脂肪：共轭亚油酸（CLA），又称共轭亚麻油酸，是人和动物不可缺少的脂肪酸之一，具有直接抑制癌细胞的作用，食草动物的肉产品和奶产品一般都含有共轭亚油酸（CLA）。草食动物比吃谷类饲料的动物拥有高达 3~5 倍的共轭亚油酸（CLA）（Garton，1960）。你仅仅需要将自己的饮食习惯调整一下，不吃谷类饲料动物的蛋奶产品，而吃食草动物产的蛋奶产品，就可以显著提升共轭亚油酸（CLA）的摄入量（Kraft et al., 2008）。研究证实，少量的共轭亚油酸（CLA）就可以防御和阻止癌症的 3 个阶段：初始阶段、扩散阶段和转移阶段。相比之下，大多数抗癌物质只能防御和阻止其中的一个阶段（Ip, Scimeca & Thompson，1994）。此外，共轭亚油酸（CLA）还可以降低多种癌症的发病率，比如皮肤癌、乳腺癌、前列腺癌和结肠癌等（Ip, Scimeca & Thompson， 1994）。最近的一项研究表明，在接受调查的女性中，摄入共轭亚油酸（CLA）最多的人和其他人相比，乳腺癌的发病率减少了 60%（Aro et al.， 2000）。共轭亚油酸（CLA）的另一个优点就是有助于控制体重（Miner et al.， 2001）。在这里，我不推荐大家使用人工合成的共轭亚油酸（CLA）添加物，因为已经有证据表明，这些添加物会引起肝浊肿（译者注：浊肿指细胞体积增大）和抗胰岛素性，且共轭亚油酸（CLA）的摄入量达到能够满足身体所需的数量就好，不宜过多食用（Larsen, Toubro & Astrup, 2003）。

绿茶

绿茶富含多酚（又称茶多酚），是一种抗氧化剂，它可以通过减少胆固醇来消除炎症和促进血液循环。在绿茶中，还有一种多酚叫作表没食子儿茶素没食子酸酯（EGCG），它可以减少新的血管生成（Cao & Cao, 1990），而新的血管生成是肿瘤形成和癌细胞转移的重要因素。还有一种重要的多酚叫白藜芦醇，在红酒中常见，其中也含有能消除炎症的物质（Manna, Mukhopadhyay & Aggarwal, 2000）。表没食子儿茶素没食子酸酯还可以激活肝脏酶的解毒能力（Goodin & Rosengren, 2003）。通常情况下，最好是将茶叶浸泡8分钟或更长的时间，以便让所有的多酚得到释放。一天5~6杯绿茶就能提供足够的营养。如果患者对咖啡因过敏，也可以采用脱咖啡因的绿茶来替代。红茶和绿茶来自同一种植物，但红茶经过发酵，因而丧失了大量多酚。

大蒜和洋葱科

大蒜具有抗氧化作用，可以加速结肠癌、乳腺癌、肺癌、前列腺癌和血癌细胞的死亡（Hsing et al., 2002）。在欧洲，大蒜可以作为医用药材，它能刺激甲状腺，也能阻止细胞生长。路易斯·巴斯德早在 1858 年就发现了大蒜具有抗菌作用（Pasteru, 1858）。在第一次世界大战和第二次世界大战中，人们用大蒜来给伤口消毒。在第二次世界大战中，大蒜还被称为"俄罗斯的阿司匹林"，因为当时俄罗斯人缺乏抗菌药品，于是他们常常使用大蒜。此外，洋葱科的所有植物几乎都有助于控制血糖水平，它们能降低胰岛素和胰岛素样生长因子（IGF-1），因此可以抑制肿瘤细胞的生长（Thomson & Ali, 2003）。由于大蒜精油容易挥发，因此建议将大蒜末倒入橄榄油中，这样可以减少挥发，保持比较理想的状态。也可以选择煮食或者生食大蒜和洋葱。不过，有些大蒜和洋葱的保健品不含任何生大蒜和洋葱所含的活性化学物质（Lawson & Wang, 2001）。

十字花科植物

芸苔属的十字花科植物有卷心菜、羽衣甘蓝、花椰菜、抱子甘蓝（球芽甘蓝）和白花菜等。芸苔属植物的抗癌作用大多来自于高含量的 β- 硫代葡糖苷酶和吲哚 -3- 甲醇，这两种物质都具有抗癌性（Van Poppel et al., 1999）。十字花科植物可以防御和阻止癌症早期的细胞形成恶性肿瘤，而且它们还能加速肿瘤细胞死亡，破坏血管生成。不过，过度烹煮十字花科植物会破坏植物中的某些活性化学物质，所以食用它们时，建议最好选择微煮或生吃。一项对 29 000 名男性长达 4 年的调查研究表明，每周食用十字花科蔬菜两次及以上的男性，前列腺癌的发病率降低了 59%（Kirsh et al.， 2007）。不属于芸苔属的十字花科蔬菜，比如芝麻菜、小萝卜、水田芹、白萝卜和辣根，也同样含有抗癌物质（Keck & Finley， 2004）。

胡萝卜素

胡萝卜素是一种对光合作用至关重要的红黄色素，并且能保护植物，使之免受光合作用产生的自由射线的伤害。胡萝卜、土豆、西葫芦、南瓜、番茄、杏、甜菜以及所有带红色、黄色、橘色色素的水果和蔬菜中都含有胡萝卜素。色彩丰富的水果和蔬菜中的维生素 A 叫作维生素 A 类胡萝卜素。维生素 A 对肝脏十分重要。番茄红素———一种胡萝卜素，不但可以抑制一般肿瘤细胞，甚至还能抑制某些具有毒性的肿瘤细胞的生长，比如神经胶质瘤脑细胞（Sharoni, Danilenko & Levy， 2000）。多种胡萝卜素，比如番茄红素、叶黄素、角黄素、虾青素和其他胡萝卜素，都可以刺激免疫系统，激活自然杀伤细胞。研究表明，患乳腺癌的女性如果经常食用富含胡萝卜素的食品，会更加健康长寿（Ingram， 1994）。β- 胡萝卜素是类胡萝卜素中最出名的，它存在于红色、橘色和黄色的水果及蔬菜中。我们的身体能将 β - 胡萝卜素转化为维生素 A。胡萝卜和甜菜中含有丰富的 β - 胡萝卜素。作为补充，这种强大的抗氧化剂可以消除自由射线的影响，还能有针对性地治疗某些癌症和疾病（Peto et al.， 1981）。

番茄

众所周知，番茄含有丰富的番茄红素，患前列腺癌的男人如果一周食用两次或者两次以上的番茄酱，那么他们摄入的番茄红素就会对他们的健康和寿命产生积极影响（Chan et al.，2006）。如果将番茄和一定数量的脂肪同时烹饪，将会更有利于番茄红素的吸收，例如将番茄和橄榄油一起烹饪（Sies & Stahl， 1998）。

姜黄

姜黄是一种黄色粉末状草药，它是咖喱中最引人瞩目的成分，同样也是印度草医学和中医学里的药材。它可以促进胆汁生成和分泌，还是一种强有力的消炎物质，有助于抑制肿瘤细胞的生长。它还可以刺激肝脏清除致癌物质（Goud, Polasa & Krishnaswamy， 1993），加速肿瘤细胞死亡（Chakravarty & Yasmin， 2005），并且抑制新的血管形成（Mohan et al.，

2000）。姜黄能抑制多种癌症，比如乳腺癌、卵巢癌、结肠癌、肝癌和胃癌（Aggarwal, Kumar & Bharti, 2003），还有白血病（Nagabhushan & Bhide, 1992）。实验室研究发现，姜黄能提升化疗消除肿瘤的效果。印度人平均每天食用 2 克姜黄，也许这就是为什么他们患癌症率较低的原因。姜黄中的姜黄色素能使成胶质细胞（一种脑细胞）瘤对化疗更加敏感（Gao, 2005）。研究人员推测，姜黄的作用方式是抑制 NF-kB 细胞，从而保护能够抵御肿瘤细胞的天然免疫系统（Shishodia et al., 2005）。姜黄和黑胡椒一起食用会更有助于吸收（Shoba et al., 1998），当然，你还可以把姜黄拌进肉和菜酱汁中。

姜

姜有多种治愈性功能，因此中医学、印度草医学和西方草医学中将其当作药材来使用。它可以用来治疗呕吐，帮助胃肠道化痰（Bone et al., 1990），西方草医学还把姜作为刺激甲状腺、退烧、加强免疫力和减缓肺部淤塞的药物。姜还是一种强力的消炎剂和抗氧化剂，它可以防止肿瘤形成新的血管（Kikuzaki & Nakatani, 1993）。

蘑菇

最近几年很多研究开始关注蘑菇中含有的多种有利于提

升免疫力的物质，比如香菇、舞茸、灵芝、大顶蘑菇和其他种
类的蘑菇等（Ooi & Liu， 2000）。在日本，蘑菇的提取物在
治疗癌症时，可以被用作加强免疫系统功能的物质。日本研
究人员（Hara et al.， 2003）发现，和不食用香菇的人相比，
大量食用香菇的人患胃癌的风险降低了50%。在日本，蘑菇已
经属于日常饮食的一部分，而且还有许多提高免疫力功效的
蘑菇都被制成了药物，特别是在癌症治疗中（Matsui et al.，
2002）。发酵可以提高蘑菇的药性，因为蘑菇中含有的一些
支持免疫系统的活性分子，比如 β - 葡聚糖，其分子很大，而
发酵会使大分子变得小，这样更容易被人体吸收，并刺激新的
分子产生，这些新物质更具活性，有助于提高免疫力（Smith,
Rowan & Sullivan， 2002）。

豆制品

豆制品常常成为争论的焦点，原因在于它们含有一些类
雌激素物质。因为雌激素是癌症产生的"温床"（Cavalieri et
al.， 1997），所以有人建议，我们应该不惜一切代价避免食用
各种豆制品。事实上，豆类中雌激素的生物活性其实还不如我
们自身体内的雌激素的活性高。以豆制品为基础的药物可以用
来预防前列腺癌（Davis et al.，2000），不过在外源性雌激素（指

从外界环境摄入的雌激素）环境中，很多癌症的发病，其中至少有部分是源于类雌激素物质（Fernandez, et al., 2008）。确诊为癌症的患者，特别是患有乳腺癌或者生殖系统癌症女性，食用非豆制品，会有利于治愈。在这种情况下，建议最好联系经验丰富的医护人员为你提供建议和指导。

豆类食品一般不容易消化，因此是具有争议的健康食品。对于豆腐和作为食品添加剂的豆类蛋白来说，的确是这样。在日本，豆腐被加热食用，一般会配上少量豆汁和生姜来帮助消化。另外，发酵产品比如日本味噌（一种调味品），则不含雌激素。日本味噌一般经过数月或者数年的发酵，味道鲜美，可以增加鲜味，还能刺激胃肠道菌丛中的健康细菌再生。它可以煮食（因为炒食会消除里面的有益菌），且和鱼类食品一起食用味道最佳。素食者可以和蔬菜或者海藻一起食用。一般说来，一碗味噌汤开启了日本人一天的生活。味噌特别有利于胃的健康，如果饮食过量，味噌还可以促进消化。

海藻

海藻不仅是日本人的菜谱中的主食之一，也是东南亚、地中海地区的人们经常享用的食品。最常食用的海藻是海苔（用于寿司卷）、海带、海带芽、可食海草以及红皮藻等。海藻可以提供其他食物中不易含有的各种微量元素，因为这些微量元素往往来自海洋，它还富含营养物质、碱性物质和解毒物质。研究显示，海藻中的分子可以抑制癌细胞的生长，特别是对乳腺癌、前列腺癌、结肠癌和皮肤癌（Maruyama et al., 2003）的作用明显。昆布植物（海带）和海带芽（裙带菜）中的褐藻聚糖，会引发肿瘤细胞的衰亡，并激活免疫系统，比如自然杀伤细胞的活性。海带中的其他物质，比如墨角藻黄素，是一种类胡萝卜素，与 β-胡萝卜素和番茄红素类似，而且墨角藻黄素比番茄红素更能抑制癌细胞生长（Shimiz et al., 2005）。海藻还含有藻酸盐，藻酸盐是由海带中提取的天然多糖碳水化合物，是一种凝胶物质，可以吸收有毒物质，甚至还可以吸收有毒金属，比如肠道中的汞。

水果

蓝莓、越橘、覆盆子、小红莓、石榴、樱桃、草莓和黑莓等很多水果，都含有各种各样的多酚，比如鞣花酸，而胡桃和薄壳山核桃也含有这种多酚。所有的多酚都可以通过抑制新的血管形成，而刺激致癌物质的排出。以上这些水果，特别是蓝莓和越橘（Seeram, 2006），同时还含有叫作花青素和原青色素的色素，它们可以加速肿瘤细胞的衰亡（原花青素的其他来源包括肉桂和黑巧克力）。这些水果不会引起血糖上升，所以不会导致胰岛素过量或者胰岛素样生长因子（IGF-1）值的上升。特别是鞣花酸，它含有其他有益健康的物质，比如解毒细胞和阻止由外界环境而来的大量致癌物质转移的细胞，从而保护细胞在脱氧核糖核酸（DNA）上的活性（Labrecque et al.，2005）。鞣花酸还能刺激排除细胞环境中的有毒物质。而樱桃则含有葡萄糖二酸，可以有效清除体内的外源性雌激素（Walaszek et al.，1998）。

柑橘类水果

大家熟悉的水果——橘子、柠檬、葡萄柚和柑橘，它们都含有消炎类黄酮。其中有一类黄酮橘皮精和橘蜜黄素，可以从柑橘皮中提炼而出，它们能渗透脑部癌细胞，引起肿瘤细胞的衰亡，从而阻止它们入侵其他细胞（Rooprai et al.，2001）。在食用时，建议可以将有机柑橘的水果皮（一定确保是有机的水果，因为其他水果的果皮容易积累杀虫剂）磨碎并撒在沙拉和早餐燕麦上。

石榴汁

数千年来，波斯和中东都将石榴用作药材，因为石榴汁中含有良好的消除炎症和抗氧化物质。消除炎症的成分来自

NF-kB 的阻滞剂 [1]，即使是最具风险的前列腺癌，石榴汁也能极大地缓解其症状（Pantuck et al.， 2006）。正如我们第 1 章所提，NF-kB 在免疫系统中发挥着极其重要的作用，它可以激活控制炎症和细胞生长的基因。每天食用石榴汁能使前列腺癌的生长率减少三分之二。要达到这样的效果，患者每天需要食用 8 盎司的石榴汁（Pantuck et al.， 2006）。

红酒

在欧洲，酒是下午茶和晚餐的必备品。如果饮用量适中，酒是天然的营养食品。当然，过量喝酒，酒就变成有毒物质了，但是，到底饮酒多少才是适量呢？法国医生会说每天 3 杯最佳，德国医生会说两杯更好，丹麦医生则推荐每天只喝 1 杯。而在美国，酒大多数时候都被认为是麻醉品，而不是营养品。在本章之前的内容我们提到过，葡萄皮上聚集了大量的白黎芦醇多酚。因此，红葡萄酒比白葡萄酒的多酚含量更高。同时，红葡萄酒的低胆固醇性质也备受关注。通过阻碍 NF-kB，白黎芦醇可以减慢肿瘤细胞的生长（Manna, Mukhopadhaya & Aggarwal， 2000）。对于癌症患者，饮用红酒还可以缓解压力。如果你不常饮酒，那么只要一小杯红酒就可以让你感到身心放松，所以建议饮用量最好不要超过一杯。过量饮酒的害处是显

[1] 译者注：阻滞剂是一大类疏水性强的脂肪与蜡类材料

而易见的，如果癌症患者有遗传的酒精中毒倾向，那么即使一杯酒也会引起不利于身体健康的状况。通常糖尿病患者都知道，酒精的负面作用之一是它能影响血糖平衡。如果饮酒过量，那么偶尔有节制地饮酒所带来的益处也会被抵消。

益生菌

益生菌是指对人和动物有益的细菌。通常情况下，它们在天然和活性的食物中含量较多，比如酸奶、德国泡菜、日本豆面酱（日式味噌）和各种各样的传统加工食品。在将肉类放进冰箱和硝酸盐作为防腐剂的时代来到之前，肉馅，比如香肠——包含了生肉和各种各样的草药和香料（既是抗氧化剂也能增加香味），会被放进肠衣里得到保护，使它们和空气隔绝，防止发霉变质。数月以后，肉被风干了，从而促进益生菌，比如乳酸菌的生长，这样就将猪肉变得更加具有"活性"，富含酶和各种有益健康的微生物。很多食品超市里有提供优质酸奶、德国泡菜、日本豆面酱，甚至是罐装食品或者开胃菜，这些都可以用来作为天然活性食品。一般情况下，为了保持身体健康，益生菌的摄入是有助于免疫系统发挥作用的重要因素。这些益生菌能够阻止感冒的"乘虚而入"，特别是当人们疲惫劳累，免疫系统最为脆弱的时候（Cox et al.， 2008）。益生菌不仅有助于胃肠功能，也被研究证明能有效抵御结肠癌（Wollowski, Rechkemmer & Pool-Zobel， 2001）。

你知道多少种抗癌食品?

你的食谱中如果出现以下抗癌食品，请记分：一周食用一次，记1分，每天食用，记3分。如果大量食用有机食品，那么，在总分中再加3分；如果全部食用有机食品，那么，在总分中再加5分。

_____ 新鲜蔬菜（煮食或生食）

_____ 甘油三脂含量低的谷类

_____ 橄榄油、坚果油、未加工的咖啡豆油

_____ 放养牛的产品（肉、黄油）

_____ 放养家禽的肉蛋产品

_____ 杏仁奶、榛子仁牛奶、牛奶糊

_____ 橄榄

_____ 豆科植物、鹰嘴豆泥

_____ 杂粮面包

_____ 水果（非有机类的需要清洁、削皮）

_____ 过滤水

如果食用以下致癌物质，记分规则是：每周一次，减 1 分，每天一次，减 3 分：

_____ 甘油三脂含量高的食品

_____ 氢化油或者部分氢化的油

_____ 传统奶制品（omega-6 脂肪酸含量高）

_____ 油炸食品、土豆片

_____ 红肉，草食动物除外（omega-6 脂肪
酸含量高）

_____ 蛋、家禽，草食动物除外（omega-6
脂肪酸含量高）

_____ 非有机的水果和蔬菜皮

_____ 没有经过过滤处理的自来水

通过这个小问卷，可以算出一个得分。如果得分等于或者低于 5 分，那么你就需要改变一下自己目前的食谱。

觉得自己的得分还不够完美？那么您可以参加一些活动。其实保持健康和长寿不需要特别完美。如果身体虚弱，您可能想要尝试采用一个专门的抗癌食谱，短小精悍，5 天一个疗程，请一定记得找出那个最适合自己的食谱。很多人发现这个食谱之后，胃口得到了改善，感觉也随之变好。这是一种让人欲罢不能的感觉。

入门指南

改变饮食习惯需要一些计划。首先是计划一周的食谱。可以查找在线食谱和天然食品烹饪书籍。只要不断练习，你就会很快掌握不用加油盐而制作美味可口饭菜的方法。

饮食推荐

有助于解毒排毒的食品：有机食品，避免糖类、酒精和其他含兴奋剂的食品。避免食用含致癌物质的食品，尽量用抗癌物质代替。平衡脂肪酸的摄入。晚餐要吃少，特别是碳水化合物。早餐和午餐要选择食用高蛋白食品。

预防癌症，建议选择以下食品：

促进免疫系统活动：蘑菇、胡萝卜素（胡萝卜和甜菜）、海带。

阻止新的血管生成（有抗衰老）作用：绿茶、十字花科蔬菜、红酒和水果中的多酚、亚麻籽。

有助于体内排毒解毒、消除致癌物质：绿茶、姜黄、海带、红酒和水果的多酚、柑橘类水果。

预防炎症和消除炎症：omega-3 脂肪酸、绿茶、姜黄、姜、石榴汁、亚麻籽。

阻止肿瘤细胞转移的化学物质：海带、阻止血管再生的食品、支持免疫系统的食品。

加速肿瘤细胞衰亡（细胞死亡）：咖喱、十字花科蔬菜、姜黄、姜、红酒和水果中的多酚、柑橘类水果。

抗氧化作用：咖喱、类胡萝卜素、姜、石榴汁。

减少胰岛素和胰岛素样生长因子（IFG-1）：咖喱、越橘、牛蒡、葫芦巴（豆科植物）。

阻止肿瘤细胞生长：红酒水果中的多酚、omega-3 脂肪酸、亚麻籽。

第 6 章

抗癌保健品

在这一章节中，我会给大家介绍一些抗癌保健品方面的知识，文中所介绍到的保健品，对癌症患者的康复及其生活质量的提高以及癌症复发率的降低都有很大帮助（Prasad et al.，2001）。

保健品的疗效一直都为许多研究者所关注，重点研究维生素、矿物质、天然抗氧化剂以及中草药这几种保健品对癌症的预防和治疗作用，以及它们与传统抗癌药物的相容性。大部分研究结果都表明营养保健品是有一定疗效的，它们有利于提高化疗和放疗的治疗效果，延长患者的生命（Prasad et al.，1999）。尽管有的肿瘤医生对这方面的内容还不是很了解，但相关领域的研究正在日益增多。本书所介绍的相关知识也不过是这一领域的冰山一角。

有关营养保健品的争议

一般的抗氧化剂

肿瘤医生通常不建议患者使用抗氧化剂，他们担心抗氧化剂会影响化疗和放疗的效果。他们认为化疗和放疗会对肿瘤进行"氧化"（燃烧），而抗氧化剂可能会阻止这一进程。查尔斯·西蒙（Charles Simone）博士是一位著名的肿瘤专家，曾在国家肿瘤研究所工作，是那里的内科医生兼癌症治疗专科医生，同时也是一位肿瘤免疫学家、放疗专家，他对此有着不同的见解。他坚持认为：营养保健品有助于癌症的治疗，可以提高放疗的治疗效果，减少放疗的副作用，保护正常组织。因此，他建议每年接受放疗的 90 万名患者和接受化疗的 5 万名患者都应该同时使用营养保健品（Simone, Simone & Simone, 1997）。西蒙博士的这一观点来自于对 280 份研究报告的分析与总结，这其中包含 8 521 例患者的个案分析，分析结果发现，之前刊登于《纽约时报》的研究所得出的维生素 C 会干扰化疗和放疗效果这一结论是不正确的。西蒙博士还进一步指出"抗氧化剂和其他营养元素不仅不会影响化疗和放疗效果，还会提高解毒和排毒能力，有助于治疗"（Simone II et al., 2007）。

肿瘤医生通常会在化疗过程中使用一些抗氧化剂，而这些抗氧化剂对患者的治疗并没有任何明显的干扰作用。营养性抗氧化剂的另一个不容我们忽视的好处在于：它们无毒无害，完全来自于天然食品（Moss, 2000）。这一类的抗氧化剂可以在静脉注射中大剂量使用，这样有利于改善治疗效果（Pathak et al., 2005）。

维生素 C

关于在癌症治疗中是否要应用维生素 C 的争议起源于 1997 年，当时《纽约时报》在头版刊登了一位来自纽约梅莫瑞尔·斯欧思 - 凯特林（Memorial Sloan-Kettering）癌症中心的发言人的观点，即大量使用维生素 C 会削弱化疗的治疗效果（Brody，1997）。两年后，一项在老鼠体内的研究证实了这个假设，研究者发现肿瘤细胞比周围细胞含有更多的维生素 C（Gottlieb，1999），这引发了后来的争议。但是，《国家科学新进展》发表了另一项关于维生素 C 的实证性研究，该研究所得出的结论完全相反，研究者发现每天摄入维生素 C 的老鼠，它们患卵巢癌、胰腺癌和恶性脑肿瘤的几率会显著下降（Chen et al.，2008）。自 19 世纪 70 年代以来，大量研究把重点放在了维生素 C 在癌症治疗中的应用上（Null et al.，1997），研究表明：维生素 C 的摄入量少是引发癌症的原因之一（Block，1991）。

2006 年，加拿大医生承认在癌症治疗中使用维生素 C 取得了临床上的成功（Padayatty et al.，2006），其实，早在 1971 年，人们就开始在癌症治疗中使用维生素 C 了（Potter & McMichael，1986）。早前，有一项研究以 300 名无法治愈的癌症患者为研究对象，每天让患者摄入 2 500 毫克维生素 C，同时进行手术、化疗和放疗，结果发现，有 266 名患者的症状有明显改善，其中胃癌、结肠癌和膀胱癌患者的改善尤为明显（Moffat, Cameron & Campbell, 1983）。一项 1976 年的研究发现：静脉注射维生素 C 可以改善晚期癌症患者的生活质量。伊万·卡麦隆（Ewan Cameron）医生和莱纳斯·鲍林（Linus Pauling）医生对 500 名晚期癌症患者进行了调查研究，结果表明，对这些患者来说，传统的治疗方法收效甚微，而维生素 C 治疗可以帮助他们减少疼痛，延长生命（Cameron & Pauling, 1976）。这些结果受到梅奥诊所研究者的质疑，因为他们并没有发现使用维生素 C 会给患者带来什么真实有效的帮助（Creagan et al., 1979；Moertel et al., 1985）。

维生素 C 的支持者认为，梅奥诊所的第一次研究并没有测查患者血液中的维生素 C 的浓度，所以无法根据维生素 C 的剂量来判断它是否有效（Padayatty, et al., 2004）。而第二次研究（Moertel et al., 1985）仅仅进行了两个月就戛然而止了，让人不得不怀疑研究中的对照组是否还在继续使用维生素 C（Block & Mead，2003）。在卡麦隆和鲍林的研究中，他们同时采用了静脉注射维生素 C——可以提高维生素血清水平以及口服维生素 C 的方法，而梅奥诊所的研究仅采用了口服维生素

C 的方法。卡麦隆和鲍林的研究把维生素 C 作为抗坏血酸钠，营养学家认为这是更有助于治疗的形式（Fonorow，2007）。其他研究者在癌症治疗中使用维生素 C 时，并没有把它与其他维生素分离使用（Hannes et al.，1991）。日本医生经研究也发现，维生素 C 有助于延长患者的寿命（Murata, Morishige & Yamaguchi，1982）。还有一些研究报告也提出，高剂量的医用维生素 C 可以消除癌症的转移（Riordan, Jackson & Riordan，1996）。维生素 C 还可以使患者免受放疗副作用的影响（Garcia-Alejo Hernández et al.，1989）。

19 世纪 70 年代以来的近百项研究已经证实，维生素 C 的摄入，包括口服维生素 C，可以预防胰腺癌、胃癌、食管癌、宫颈癌、乳腺癌、肺癌和直肠癌（Null et al.，1997）。维生素 C 之所以可以帮助人们预防癌症，是因为它可以抗炎症、抗氧化并激活自然杀伤细胞。

维生素 E

维生素 E 是另一种具有争议的抗氧化剂，因为它有可能会引发肺癌。在本书的第 1 章中，我们提到过一项加拿大的研究（Meyer et al.，2008），研究人员发现，在放疗期间仍然吸烟的患者是最危险的。所以，最为关键的影响因素是患者自身，特别是对那些在放疗的同时仍然吸烟的患者来说，更是如此。不过，加拿大的研究中并没有使用天然维生素，而是用人工合成的替代品，因此，没有区分天然维生素和人工合成品可能会对研究结果产生重要影响。研究人员建议，吸烟的患者要避免摄入人工合成的抗氧化剂，因为它们会与烟草中的化学物质发生相互作用。这个建议也同样适用于化疗的患者（Simone II et al.，2007）。

天然维生素 E 可以安全有效地预防和治疗癌症。有经验的营养学家会推荐人们使用天然维生素 E，比如"d- α - 维生素 E（d-alpha-tocopherol）"和"d- β - 维生素 E（d-beta-tocopherol）"（Burton et al.，1998）。合成维生素 E 被称为"dl- 维生素 E（dl-tocopherol）"。最好的合成维生素 E 应该包含维生素 E 的全部成分：生育酚类（α、β、γ 和 δ）和三烯生育酚类（α、β、γ 和 δ）（Handelman et al.，1994）。

除了有助于预防癌症，维生素 E 还可以消除常规治疗的副作用。维生素 E 能消除化疗引起的黏膜炎（一种口腔膜的炎症），提高白血病患者的治疗效果（Lopez et al.，1994）。这与另一项针对 18 名癌症患者的研究一致，其中 9 名患者在接受化疗的同时摄入维生素 E，有 6 名患者的黏膜炎愈合，服用安慰剂组的 9 名患者中有 1 名患者的症状得到改善。这些结果主要都来自一些临床研究（Wadleigh et al.，1992）。

维生素 E 还可以防止化疗引起的脱发。16 名使用阿霉素（多柔比星）——通常会引起脱发——的化疗患者，每天同时摄入维生素 E。结果显示，有 11 名患者没有出现脱发。在化疗前至少 3 天开始使用维生素 E 可以取得最佳效果（Wood，1985）。

化疗的另一个副作用是引起神经病变，患者的小腿和脚通常会出现麻木或刺痛的感觉，有时也会两者兼有。在一项研究中，一组患者仅使用顺氯氨铂和紫杉醇，另一组患者除了使用上述两种药物外，同时还要摄入维生素 E。结果显示，神经病变在第一组的发病率是 73.3%，而第二组（摄入维生素 E）的发病率只有 25%（Argyriou et al.，2005）。

维生素 E 还可以预防前列腺癌。一项研究对 500 名男性进行了调查，结果发现，不仅是维生素 E 的 α - 生育酚成分，维生素 E 的 γ - 生育酚成分也同样可以减少 5 倍的前列腺癌罹患率（Helzlsouer et al.，2000）。

维克森林大学的研究者（Schwenke，2002）收集了大量关于维生素 E 的研究数据，得出的结论是维生素 E 可能有助于预防乳腺癌。这时，发挥积极作用的不是维生素 E 的 α - 生育酚成分，而是维生素 E 的 γ - 生育酚成分和三烯生育酚成分。

有利于维生素 E 发挥积极作用的形式是包含各种元素的混合生育酚维生素 E（Schwenke，2002）。推荐 γ - 生育酚维生素 E 和混合生育酚维生素 E，可以和食品一起服用，剂量上限为每天 1 000 毫克（欧洲食品安全局，2008）。

β - 胡萝卜素

正如前面提到的，β - 胡萝卜素（或者维生素原 A）是胡萝卜或者其他黄色和橙色蔬菜中的色素。它可以转化成维生素 A，贮存在肝脏中，从而对人体发挥各种作用。膳食中的 β - 胡萝卜素可以预防癌症。一项颇具争议的研究（Omenn et al.，1994）提出，β - 胡萝卜素的保健品增加了肺癌的发病率，这项研究中使用了大量人工合成的 β - 胡萝卜素。不仅仅是人工合成的 β - 胡萝卜素的疗效会令人生疑，合成 β - 胡萝卜素的方式也会让人质疑，在人工合成 β - 胡萝卜素的过程中，会剔除其他有益的胡萝卜素，但原本这些胡萝卜素是与 β - 胡萝卜素一起作用于人体，共同发挥作用的。本研究还有另一个发现，即患者在使用人工合成的维生素 C 进行治疗时，如果仍然吸烟，会导致不良后果，这与之前提到过的蒙特利尔的研究结果是一致的（Bairati et al.，2005）。

越来越多的研究证实，人工合成的 β - 胡萝卜素和膳食中天然的 β - 胡萝卜素有着很大区别。大量食用天然 β - 胡萝卜素，比如胡萝卜汁和甜菜汁，对身体健康非常有益。有的自然疗法推荐患者每天饮用多种新鲜的胡萝卜蔬菜汁（Ferrell，1998）。

人造维生素 vs 天然维生素

在质量上，人造维生素和天然维生素就有很大区别。与天然维生素相比，廉价的人造营养保健品效果低下，有时甚至连一点作用都没有。尽管这个问题还存在争议，但是，如果你使用维生素的目标是预防和治疗癌症，那么选择高质量的营养保健品至关重要。如果一种维生素产品是纯天然的，是从食物中提取的，那么它的标签上就一定会有相关说明，并且会声明该产品绝不含有任何添加剂和过敏素，当然，也会告诉你它采用了何种程度的质量控制程序。维生素及矿物产品都会有相关的标准质量控制认证。在选购产品时，要选择那些获得 ISO 或

NSF 认证的生产厂家的产品。ISO 认证表明生产厂家是按照国际标准组织（ISO）认证中所规定的质量标准来生产该产品的。最高级别的认证是美国国家卫生基金会（NSF）颁发的优良制造标准（GMP）认证。

推荐使用的营养保健品

很多营养保健品已经通过研究证实它们有助于癌症的治疗。以下推荐的几种营养保健品，可以用来提高治疗效果，减少治疗的副作用，保持现有的生活质量，增强幸福感。

依诺金

依诺金（AHCC）是一种从天然菌类植物中提取的多糖物质。目前在日本，有超过 700 个诊所和医院正在使用依诺金治疗癌症患者（Kenner，2001）。很多日本人使用依诺金来预防癌症，保持身体健康。日本、中国、美国和泰国都进行了一些关于依诺金的研究（国际依诺金研究协会，2006），结果表明它可以预防和治疗许多疾病。依诺金能够激活人体免疫系统中的抗癌细胞（Gao et al.，2006），增强体内"清道夫细胞"（自然杀伤细胞）的活性（Ghoneum et al.，1995），延长患者生命（Matsui et al.，2002），即使是癌症晚期患者，也能使他们的平均寿命延长 5 年（Kawaguchi，2003；Cowawintaweewat et al.，2006）。依诺金可以增强化疗的治疗效果，保护免疫系统，消除治疗的副作用阻止癌症转移（Hirose et al.，2007）。对癌症患者而言，在进行化疗前的 6 周内及化疗期间，建议每次的使用剂量为 3~6 克，每天 3 次（Cowawintaweewat et al.，2006）。

黄 芪

这是一种已经被人们使用了几个世纪的中草药，人们已经对黄芪进行了大量深入的研究，研究结果发现它可以增强人体免疫功能。早在 19 世纪 70 年代，中国人就开始使用黄芪来消除化疗的副作用（Sun，Chang & Yu，1981）。它能够激活免疫系统中的白细胞，包括自然杀伤细胞，使之产生抗肿瘤细胞因子干扰素和肿瘤坏死因子（Wei et al.，2003）。黄芪可以增强非小细胞肺癌患者进行铂化疗的效果（McCulloch et al.，2006b）。建议剂量：干黄芪为每天 9~15 克，黄芪粉末为每天

750~1 500毫克，或者每天2~6毫升 5 ： 1的黄芪酊剂（Wassef,
1998）。

维麦康

维麦康（Avemar）是一种提取自小麦胚芽的癌症辅助治
疗营养保健品，最早由匈牙利研究者开发并应用于医疗。动
物、细胞系和人体临床研究都支持把维麦康作为药物，与传
统癌症治疗方法配合使用（Boros, Nichelatti & Shoenfeld,
2005）。临床研究证实，维麦康在原发性大肠癌的治疗中效果
显著（Jakab et al., 2003），同样也适用于黑色素肿瘤的第三
阶段（Demidov et al., 2002），以及口腔癌的第三和第四阶段
（Barabás & Németh, 2006）。维麦康有助于提高患者生活质
量，减少化疗副作用，防止化疗对免疫系统造成的抑制作用。
维麦康大大降低了白血病儿童在化疗过程中出现发热性中性粒
细胞减少症（通常是由白细胞的减少导致）的概率（Garami et
al., 2004）。另一项研究表明，维麦康可以增强三苯氧胺对乳
腺癌细胞雌性激素的良性作用（Marcsek et al., 2004）。建议
剂量：成人每天两次，一次一包（9克）；儿童减半（Jakab et
al., 2003）。

辅酶 Q10

在每个细胞中都会发现辅酶 Q10，又名泛醌 10（CoQ10），是一种至关重要的营养素，有助于细胞内能量的转化。早在 50 年前，日本就开始了相关研究，把它作为心血管疾病的处方药。自 20 世纪 90 年代以来，人们研究了辅酶 Q10 对癌症的预防和治疗作用，研究证明即使在高剂量的摄入条件下，它仍然是安全的。由于它可以有效地保护人体组织，因此医学研究人员决定进一步研究辅酶 Q10 在避免组织受到化疗伤害方面所能发挥的潜能（Combs et al.，1977），最终成功将其应用到了人体中。

德克萨斯大学生物医学研究所的医生发现辅酶 Q10 可以延长肺癌、结肠癌和前列腺癌患者的生命（Folkers et al.，1993）。丹麦医生使用辅酶 Q10，对 32 名晚期乳腺癌患者进行研究。所有患者手术后，体内仍残留肿瘤。研究人员让患者摄入维生素 C、维生素 E、必需脂肪酸和每天 90 毫克的辅酶 Q10。研究显示，有 6 名患者的部分肿瘤缩小；这就是说，肿瘤不但停止生长，而且变得越来越小。没有患者出现癌症转移，所有 32 名患者都报告生活质量得到了提高（Lockwood et al.，1994）。之后又对其中两名患者提高剂量，达到每天 390 毫克，3 个月后，她们体内的残留肿瘤消失，并报告自己身体处于"良好状态"（Lockwood, Moesgaard & Folkers, 1994）。
该研究的负责人克纳德·洛克伍德（Knud Lockwood）博士表
示，在此之前，他从来没有想象过 1.5~2 厘米的乳腺肿瘤可以
自己在患者体内完全消失，或是可以通过任何传统常规治疗方
法彻底消除（Lockwood, Moesgaard & Folkers, 1994）。2007
年，印度马德拉斯的研究人员对 84 名使用三苯氧胺的化疗乳
腺癌患者进行研究，让她们同时使用辅酶 Q10、维生素 B3 和
核黄素（两种 B 族维生素）。从肿瘤血液的分析中得出结论，
辅酶 Q10 可以"降低癌症复发和转移的风险"（Premkumar
et al., 2007）。还有一种更新的辅酶 Q10 形式，称作超强辅
酶（ubiquinol），它的吸收效率更高，所以对治疗更加有效（Hosoe
et al., 2007）。建议剂量：每天 30~60 毫克。为了保护心脏，
使其免受化疗的副作用，可以每天使用 100~200 毫克（Iarussi
et al., 1994）。

叶 酸

叶酸是广泛分布的一种 B 族维生素，可以预防宫颈癌和结
肠癌。一项研究表明，在血液中叶酸含量水平高的女性体内，
人类乳头瘤病毒（HPV）并不会引起宫颈发育障碍（包括发育

不正常或是出现癌症前期细胞）（Piyathilake et al.，2007）。叶酸还能够预防卵巢癌（Larsson, Giovannucci & Wolk，2004）。血液中叶酸含量水平高也能预防结肠癌。和平均每天摄入 103.3 微克叶酸的男性相比，每天摄入至少 239 微克叶酸的男性患结肠癌的风险降低了 60%（Su & Arab，2001）。在 15 年中，每天摄入超过 400 微克叶酸的女性患结肠癌的风险降低了 75%（Giovannucci et al.，1998b）。叶酸是合成的维生素 B，在选择叶酸时要注意考虑它的重要营养成分。

人　参

除了抗癌作用（Lee et al.，1997）和预防癌症的作用外（Yun, Choi & Yun，2001），人参还能帮助 90% 以上的癌症患者减少疲劳乏力感，改善治疗前、治疗中和治疗后身体的低能量状态。2007 年，在芝加哥举行的美国临床肿瘤学会的年度会议上，专家提出，62% 的化疗和放疗患者在服用 750~200 毫克的西洋参后，感到原先疲劳乏力的感觉消失了。（Barton et al.，2007）。

矿物质

碘 很多食品——特别是海产品——都含有碘。碘有助于预防癌症，特别是乳腺癌。碘测查可以用于评估女性乳腺癌的易感性。虽然能够通过食用海带和其他海产品来补充碘，但是，如果需要直接摄入纯碘类营养保健品，请务必请教健康咨询的专业人员的意见（Funahashi et al.，1996）。

镁 它是另一种重要的矿物质，过多的糖类和酒精会消耗它，导致体内缺乏镁。研究证实，镁对人体的重要性体现在：它能够提高骨硬度，还可以预防癌症。肿瘤的相关研究发现，体内高水平的镁含量可以防止细胞癌变（Durlach et al.，1986）。乳清酸镁和天冬氨酸镁可以被大剂量使用。如果头疼、肌肉痉挛或体内糖类酒精过多，建议剂量为每天 500~1 000 毫克。治疗儿童和青少年头疼的剂量上限为 4 500 毫克（Grazzi et al.，2005）。当用于缓解疼痛、紧张和过多糖类酒精消耗时，镁的剂量可以增加到 1 500~2 000 毫克。

硒 它在人体免疫系统中发挥着重要作用，是维持白细胞正常功能和预防疾病感染不可或缺的元素，还有助于体内的维生素 E 发挥作用（Arthur, McKenzie & Beckett，2003）。在实验中，摄入大剂量维生素 E、硒和维生素 C 的动物的生命得到了显著延长，其中，16.8% 的动物体内的肿瘤完全消失了

（Evangelou et al.，1997）。如果人体血液中的硒含量水平比较高，则可以预防前列腺癌。斯坦福大学的研究发现，体内有足够硒元素的男性前列腺癌的发病率只有普通男性的五分之一（Brooks et al.，2001）。谷物、豆类、肉类和鱼类都是硒的理想来源，不过因为随着年龄增长，体内的硒元素会逐渐减少（前列腺癌的发病率会随年龄增长而上升），所以可以岁数大一些的时候再考虑用硒的营养保健品。为预防癌症，建议剂量为每天 200 微克（Clark et al.，1996）。

锌　它也是一种可以催化多种生化反应的矿物质，由于体内锌元素含量过低会降低自然杀伤细胞的活性，因此它对免疫系统的影响也不容忽视（Prasad，1998）。有一项研究对正在化疗过程中的消化道癌症患者进行了调查，这些患者在原本都存在营养不良的问题，研究者将他们随机分成两组，一组使用硒和锌的营养保健品，发现有 70% 的患者营养状况得到改善，胃口也更好。而在没有使用矿物质营养保健品的对照组中，只有 20% 的患者没有出现更严重的营养不良问题（Federico et al.，2001）。锌的来源也有很多，包括多种海产品，特别是牡蛎、肉类、酸奶和奶酪。富含锌的素食有豆类、腰果和杏仁。建议剂量，健康的成年男性为每天 11 毫克，女性为 8 毫克（医学研究所，2002）。

蛋白水解酶

蛋白水解酶可以消化蛋白质，它的重要作用不仅是能够抑制炎症（Ito et al., 1979），还能减少肿瘤（Leipner & Saller, 2000）。它甚至可以分解损害肾脏的蛋白质，瓦解肿瘤的保护膜，从而促进免疫系统的功能。对 166 名多发性骨髓癌第三阶段患者的研究发现，每天使用蛋白水解酶的患者比没有使用的患者活得更长——前者平均延长 83 个月，后者为 47 个月（Sakalová et al., 2001）。蛋白水解酶还能阻止放疗中辐射对身体的危害，保护黏膜、皮肤、呼吸道、消化道和膀胱（Dale et al., 2001）。菠萝蛋白酶（菠萝酶）、木瓜蛋白酶（木瓜酶）和胰酶（通常从猪或羊的胰腺中提取）是 3 种常见的蛋白水解酶，研究证实，它们都是安全有效的。

维生素 D

根据《美国预防医学》上发表的研究结果显示，维生素 D 可以预防结肠癌。维生素 D 和癌症易感性的元分析（或荟萃分析，即对以往的研究结果进行系统的定量分析）结果表明，血清中维生素 D 含量最高的人，其结肠癌的发病率降低了 50%。

为了达到这一水平，需要每天摄入不少于 1 000~2 000 国际单位（IU）的维生素 D（Gorham et al., 2007）。另一项研究也表明，摄入大剂量维生素 D 和钙的女性，她们罹患乳腺癌几率会大大减少了（Lin et al., 2007）。除了抗炎，维生素 D 还能抑制新的血管形成（Kalkunte et al., 2005）。最近的一项研究发现，每天摄入 2 000 国际单位（IU）的维生素 D，配合温和的日照，乳腺癌的发病率降低了 50%（Garland et al., 2007）。

美国宇航局（NASA）高级研究顾问、旧金山健康研究中心科学家威廉·格兰特（William Grant）表示，有上百项的科学研究已经证实维生素 D 可以预防和治疗癌症（Grant, 2004）。其中，维生素 D3 是最佳选择，建议剂量为每天至少 1 000 国际单位（IU）（Grant & Holick, 2005）。

案　例

M.R.（男），58 岁，前列腺癌，正在接受放疗。尽管他是一个大型建筑项目的总负责人，为了身体健康，劳累的他仍然选择暂时放弃工作，休养一段时间。休养期间，他并没有遵循特别的饮食习惯，只是按照他的针灸医生的建议——食用一

些营养保健品，包括蘑菇提取物、抗氧化剂和乳清蛋白粉。除
了恢复精力以外，他还重新回到了工作中去，再次面对沉重的
任务，曾经的疼痛感和不适感也渐渐消失。总之，营养保健品
对他的辅助治疗是非常成功的。

与你的癌症医生讨论营养保健品

医疗环境常常让患者感到害怕，不仅因为他们不得不做出
各种各样的选择，而且，如果患者的选择没有得到医生和家人
的支持，对他们而言无疑是雪上加霜。在这种情况下，可以找
一位对营养与保健都非常精通的专家进行咨询。比如：有的患
者认为自己应该使用抗氧化剂治疗，但是似乎还缺乏足够的支
持依据，那么，他可以向这位专家咨询，与他商量抗氧化剂的
使用是否更有利于自己的健康。专家还可以为患者安排合适的
治疗日程，避免因药物相互作用干扰治疗。如果患者的肿瘤医
生不同意患者在化疗期间使用一些特定的抗氧化剂和营养保健
品，建议找到药物的半衰期（一般指药物在血浆中从最高浓度
降低到一半浓度时所需的时间），通常在 72 小时之内。大多
数抗氧化剂能在血液中保持 24 小时，而油溶性物质，如维生
素 A 和维生素 E，可以在血液中保持几天。这时，患者可以等

化疗药物过了半衰期之后，再摄入抗氧化剂和营养保健品。

你是否需要营养保健品？

虽然不是每个人都需要使用营养保健品来维持身体健康，不过大多数患者觉得在治疗期间，使用合适的营养保健品会让他们感到更好些。以下的问卷或许能帮助我们了解什么营养保健品更适合自己。

描述符合你的情况请选择"Y"，不符合请选择"N"：

Y 或 N_____是否正在使用营养保健品？

Y 或 N_____是否认识能够提供专业建议的咨询师，并且按照他的建议使用营养保健品？

Y 或 N_____是否感到精力充沛？

Y 或 N_____是否容易产生疲劳乏力感？

Y 或 N_____是否容易患感冒？

Y 或 N_____感冒是否会持续两周或更长时间？

Y 或 N_____是否因为感冒而容易引起肺部感染？

Y 或 N_____甲状腺是否肿大（"粗脖子""大脖子"）？

Y 或 N_____是否经常患传染病？

Y 或 N_____是否慢性咳嗽？

Y 或 N_____性欲是否下降？

免疫力下降和疲劳乏力感暗示目前身体中的营养已经"入不敷出"了，这时，需要考虑使用合适的营养保健品来补充。从长远来看，科学地有针对性地选择和使用营养保健品将会使人们获益匪浅。

这章推荐的营养保健品大部分都是食品，依诺金是天然菌类的提取物，维麦康来自小麦胚芽，蛋白水解酶的来源是热带水果和动物。在前面的章节中，我们已经知道很多食品都具有治疗作用，包括生姜、大蒜和姜黄等。其实，使用营养保健品和食用酸奶、欧式泡菜和味噌没有什么区别，不同之处仅仅在于它们是放在胶囊或包装袋里面。食品和营养保健品之间似乎并没有严格的界限，所以也不存在不合适的说法。在专家指导下，使用维生素和矿物质也是安全有效的。如果使用营养保健品是为了治疗癌症，那么务必咨询相关专业人士的意见，特别是当需要大剂量的摄入时。如果患者正在接受化疗或放疗，一定要确认各种药物和营养保健品之间是否存在相互作用，避免引起禁忌症。即使只是轻微的禁忌症，也要仔细确认，这一点至关重要。

第 7 章

生活方式及危险因素

随着医疗技术及保健方法的逐步改进，现代人的寿命也逐步延长，大部分人往往是死于老年病，比如，癌症（Miniño et al., 2007）。尽管大家都会觉得癌症在老年人群中的发病率比较高，但是不良的生活方式及周围环境的恶化也会危及我们的健康，我们不应该忽视这样的警告。自 20 世纪 40 年代起，在工业化国家，特别是在年轻人群中，癌症的发病率越来越高，而 1975 年以后，其增长速度更是不断加快。1975—1994 年，45 岁以下女性癌症发病率每年增长约 1.6%，男性增长 1.8%（Ries et al., 2002），而人口老龄化理论并不能解释这一现象，更不能解释为什么从 1970 年以后儿童及青少年的癌症发病率会剧增（Steliarova-Foucher et al., 2004）。有人认为这是因为随着技术的发展，医生可以对病人进行癌症早期诊断，从而使得统计到的癌症患者人数有所增长，但这个想法似乎有些站不住脚，因为那些不易进行早期诊断的癌症，其发病率也有所增长，比如：肺癌、胰腺癌、脑癌及淋巴癌（Ries et al., 2002）。

即使我们每个人体内都有癌细胞，在西方生活的人，他们体内癌细胞发展成肿瘤的几率也要远大于在东亚地区生活的人，大约是他们的 5~50 倍，这样的差异在乳腺癌、结肠癌以及前列腺癌这几类癌症中尤为明显（Stewart & Kleihues,

2003）。即使是在工业现代化水平较高的日本，其癌症发病率也明显低于西方国家。科学家通过尸体检验发现，因癌症而死亡的日本人，他们体内早期肿瘤的数量与西方人体内的一样多，这似乎表明日本人的某些生活方式有助于阻止这些肿瘤进一步恶化（Yatani et al., 1988）。而在西方居住的日本人，其癌症发病率会在一二代内趋近西方人的癌症发病率（Boyle & Levin, 2008）。由此可以看出，西方的某些生活方式阻碍了我们身体对抗病变的能力。

自 20 世纪 40 年代起就出现的环境恶化及食品生产工业化等问题给人类带来了许多危害，那么我们该如何保护自己，使自己避免受到这些危害呢？

生活方式

饮食 在日本居住的时候，我发现那里的饮食被人们公认为是全世界最健康的饮食之一。我了解到日本人的平均寿命比美国人长 5 年左右。在临床工作中，我们常会让一些病人露出部分肌肤以便检查或治疗，我常常惊讶的发现，一些 70 多岁的老人的皮肤依然紧致，肌肉柔韧性也很好，我想这都得益于他们良好的饮食习惯。日本大阪——这个城市非常拥挤，充满了噪音、污染及电磁场，并且人们的生活节奏也非常快。但是，这里的人每天都会吃些富含益生菌的"鲜活"食品，如味噌和日本泡菜。米和蔬菜是这里最主要的食物，此外再配上一点点肉——往往是鱼肉，当然，茶也是必不可少的。我就是靠这种饮食使身体恢复到了健康水平，以前吃过饭后，总会觉得很疲倦，或是隐约觉得没有吃饱，而现在，会觉得自己吸收到了营养，身心愉悦。此外，我很少在日本见到过于肥胖的人。肥胖是另一个不可忽视的致癌因素。尽管至少早在 2001 年就有研究发现肥胖可能会引发癌症（Bergström et al., 2001），但直到 2007、2008 年人们才开始关注这一致癌因素。最近有一项研究对过去 221 篇相关文献进行了分析，病例总数超过 250 000 例，包含 20 种不同类型的癌症，研究结果表明，即使是并不常见的癌症类型，肥胖都会增大人们患该病的风险。

口腔卫生 牙周病不仅损害口腔健康，更与全身健康息息相关。我们已经知道，牙龈和牙周囊袋中的细菌对心血管健康有一定的影响。哈佛大学公共卫生学院于 2007 年在美国《国立癌症研究所杂志》上发表的一项研究表明，牙周病会增加患者罹患胰腺癌的风险。显然，牙周病患者口腔内的某些细菌会产生一些致癌物（Michaud et al., 2007）。

　　牙根管如果有慢性炎症，就会成为一个危险因子。坏死的牙齿及其齿槽周围的组织有时会发炎，这会导致免疫系统负荷过重。正如众所周知的那样，炎症是促发癌症的重要因素之一。在欧洲，癌症整合治疗诊所的医生在治疗癌症或其他慢性疾病时，往往会密切关注那些有可能引发这类病症感染的牙齿状况。

　　运动　有关研究表明，如果想要通过运动达到预防疾病的目的，其实并不需要进行剧烈的运动，每天走走路，每周有那么几天多花点时间散散步，在你午休的时候把做运动当作放松休息的方式，可以散步、骑车或是跳舞，这些方式都是可以的（Patel et al.，2003）。

　　阳光与自然光　乳腺癌患者普遍存在维生素 D 缺乏的情况，并且，缺乏维生素 D 的女性患者，她们癌细胞转移的几率是维生素 D 充足的女性的两倍（Goodwin et al.，2008）。因此，补充维生素 D 不容忽视。一些研究发现，在深秋到来年初春的这几个月中，由于接受到的紫外线照射并不充足，生活在高纬度地区的人所获得的维生素 D 并不能达到人体的基本需求（Webb，Kline & Holick，1988）。斯坦福大学对 4 000 名女性进行了研究，发现那些常晒太阳的女性与不常晒太阳的女性相比，其罹患乳腺癌的风险降低了一半（John et al.，2007）。在此之前还有另一项研究也有类似的发现，认为常晒太阳有助于降低人们罹患前列腺癌的风险（John et al.，2005）。

但是，难道我们不应该为了预防皮肤癌而躲避阳光吗？这样的想法未必是对的。恶性黑色素瘤在日照时间非常短的地区更为常见，比如该病在苏格兰北部的岛屿上发生的概率是地中海上的 10 倍。此外，该病也常发生于身体中未接受到日光照射的部位，在苏格兰，恶性黑色素瘤长在人们脚上的几率是长在手上的 5 倍，而在日本，40% 的恶性黑色素瘤是长在人们的脚底的（Karnauchow，1995）。或许建议人们避免受到过多人造光的照射会更好。一位哈佛大学的研究人员提出，褪黑素水平偏低的人罹患乳腺癌的风险较高，而褪黑素水平偏低是由于人们夜间依旧受到灯光照射，光照会阻碍人体分泌出充足的褪黑素（Schernhammer et al.，2008）。褪黑素可以预防癌症，有研究表明需要值夜班的工作者，其褪黑素水平较低，他们罹患乳腺癌及大肠癌的风险也相对较高（Schernhammer et al.，2001;Schernhammer et al.，2003）。

充足的睡眠 已有研究证实，睡眠不仅有助于预防癌症，还有助于癌症患者的康复。关于睡眠，有以下几点建议：在黑暗中睡觉，因为即使是极微弱的灯光也会扰乱人体内的睡眠激素及神经递质，如褪黑素和血清素；早睡，因为在晚上 11 点到凌晨 3 点这段时间睡觉对人体最有益（Zhdanova &

Wurtman，1997）；临睡前避免看电视或用电脑，因为这样做会提高睡眠质量，减少夜间醒来的次数（Sephton & Spiegel，2003）；不要把手机放在床边，最好是把手机关掉，失眠与手机辐射也有一定关系（Arnetz et al.，2007）。美国国家癌症研究所开展的一项研究表明，不仅做运动可以预防癌症、促进睡眠，而且充足的睡眠也可以预防癌症，每天夜晚睡眠时间在 7 小时以上的女性，其罹患乳腺癌的风险下降了 47%（McClain et al.，2008）。

危险因素

遗传 毋庸置疑，我们每个人都通过基因遗传获得了某些特质，而这些特质中也可能包含了罹患某种癌症的特质。但是，遗传的基因只会让人更容易得癌症，并不等于就给人宣判了死刑。基因遗传通过人体的内部环境进行基因表达，而人体的内部环境则来自于我们的生活经历。

我们常常听到这样的言论，即：人类总有一天会通过不断进步的基因科学找到攻克癌症的治疗方法。尽管基因科学完全有可能为人类带来重大的医学突破，但已有大量的证据表明，在癌症发病率的影响因素中，环境才是占主导地位的。如果癌症是遗传来的，那么被收养的孩子的癌症发病率应该与其生身父母相同，而不是与其养父母相同。然而，在《新英格兰医学杂志》上发表的一项来自丹麦的研究所得出的结果恰恰相反（Sørensen et al.，1988），该研究得出了一个令人意外的结果，即：养父母对收养儿童的影响并非来自于他们的基因，而是来自于他们的生活方式。一项来自瑞典的研究表明，同卵双胞胎罹患癌症的风险并不相同，而生活方式才是他们患病风险的主要来源（Sørensen et al.，1988）。还有一项研究表明，第二次世界大战前携带乳腺癌基因（BRCA）的女性在 50 岁之前得乳腺癌的几率远高于战后的女性（King, Marks & Mandell，2003）。而1940 年以前出生的女性罹患乳腺癌的几率为 24%，1940 年以后出生的女性罹患乳腺癌的几率却为 67%。该研究还指出，控制体重及锻炼身体都能够有效地推迟发病时间。最新的研究成果也在强调这一事实，即健康的生活方式可以抑制对癌症有推动作用的基因活动（Ornish et al.，2008）。

来自药物的潜在危险 当你就诊时，一定要告诉医生自己正在服用哪些药物。依据我的经验，几乎所有的医生都不知道他们的病人正在服用什么药物。一些药物是致癌或导致癌症复发的潜在危险因素。乳腺癌治疗药物——它莫西芬就是一个有名的例子，已有研究证实这种药物会增大病人罹患子宫癌的风险。这一发现使人们开始关注那些服用该药物来预防乳腺癌恶化的女性（Bergman et al.，2000）。某些类别的抗抑郁药物，如三环类抗抑郁药，也会增大患者的患癌几率，如阿米替林、地昔帕明（Cotterchio et al.，2000）。此外，为了怀孕而服用催孕药的女性也存在潜在的患癌风险（Calderon-Margalit et al.，2009）。达那唑是一种人工合成的黄体酮荷尔蒙，用于治疗子宫内膜异位症，这种药物则会增大卵巢癌的患病率（Cottreau et al.，2003）。与此相反，某些类别的药物，如他汀类药物和消炎药，则有预防癌症的作用，如布洛芬，甚至是阿司匹林都有这样的功效（Nelson & Harris，2000），但是这些药物都有一定的副作用，因此不能作为抗癌药物单独使用。达那唑类药物是一种合成激素，用于治疗子宫内膜异位症，能增加患卵巢癌的风险（Cottreau et al.，2003）。

荷尔蒙替代疗法（HRT）是另一种危险因素。美国妇女健康研究公布了一项研究结果，即：服用雌激素和黄体酮药片仅两年的女性，她们的患癌风险就会比常人高出许多，如果她们停止服用激素，之前迅速提升的患癌风险大概要经过两年的时间才能回到正常水平（Rossouw et al.，2002）。

电磁辐射 尽管让我们受到电磁辐射的方式有很多种，但目前为止，手机是最普遍的一种，它无处不在。瑞典是最早广泛使用手机的国家，有一项来自瑞典的研究表明，长时间使用手机可能会使人罹患脑癌或听觉神经良性肿瘤（Kundi et al.，2004）。以色列特拉维夫大学的研究发现，长时间使用手机还有可能导致口腔癌的发生（Sadetzki et al.，2008）。

电离辐射 当辐射穿过某个物体时，能够使该物体的电荷发生改变的辐射，我们称之为电离辐射。对于我们大多数人而言，所能接触到的电离辐射往往来自于内科和牙科所用到的 X 射线。人们一直想确定医生在诊断与评估患者病情时，是否必须要用到 X 射线。早在 1943 年，那时人们还没有从核弹受害者身上发现电离辐射的严重危害，参与曼哈顿计划的核科学家罗伯特·奥本海默（Robert Oppenheimer）、恩里科·费米（Enrico Fermi）和艾德华·泰勒（Edward Teller）就知道即使核弹没有成功轰炸到目标，它所放射出的电离辐射也可以被当作一种生物武器来使用，比如它可以污染德军的食物（Rhodes，1986）。除此之外，目前还存在另一种辐射危险，那就是核电站。自 1988 年以后，距三里岛核电站的核泄漏事件仅有几年的时间，美国与欧洲的流行病学家都发现，在核反应堆附近居住的儿童罹患癌症，尤其是患白血病的几率非常高（Morris & Knorr，1996）。

　　吸烟 戒烟所能带来的一个最直接的好处是：如果你在55 岁之前戒烟，那么你在未来 15 年内死于癌症的几率就会降低一半（美国公共卫生局局长办公室，Office of the Surgeon General，1990）。美国有接近 40% 的儿童受到二手烟的危害（美国儿科研究院，American Academy of Pediatrics，2009），近几年来，这成了人们最关注的问题。那些被迫吸二手烟的人该怎么办呢？他们的患病风险有多高呢？美国国家环境保护局认为二手烟是引发癌症的一个危险因素。有研究表明，常与吸烟者生活在一起的人，其罹患肺癌的几率会增大 20%~30%，此外，他们罹患其他癌症的几率也会增大（美国国家环保局，U.S. Environmental Protection Agency，1993）。无论是吸烟者还是非吸烟者，每天至少吃 5 种蔬果的人，其肺癌发生率都会低于其他人（LeMarch & et al.，2000）。尽管健康的食物并不足以弥补吸烟所带来的巨大伤害，但由于从食物中补充到的维生素 E 及 β - 胡萝卜素对人体不会存在任何危害，所以，大家还是应该尽可能多的通过食物来获取这些营养。

　　化学毒素 尽管我在文后列出了一些化学毒素的暴露源，但那只是一些比较重要的暴露来源，并没有列出所有的。环境化合物不仅会引发癌症，还有可能引发其他多种疾病，这些化学毒素会使我们的 DNA 氧化，导致遗传性损伤，众所周知，氧化应激是造成癌症的原因之一。其他化合物不仅仅含有毒素，还具有类荷尔蒙作用，这会扰乱人体的新陈代谢，许多化合物含有外源性雌激素，它与雌性激素非常相似。实验科学家发现，把乳腺癌细胞储存在塑料袋中，与把它们放置在含有雌性激素的环境中的效果是一样的，它们的生长速度都会变得非常快。雌性激素对所有癌症都有不良影响，而类雌激素化合物似乎对生殖激素和甲状腺激素的影响尤为明显，它会导致这两类激素分泌失调（Fernandez et al., 2008）。美国国家环境保护局表示，我们所有人的脂肪组织中都储存着多氯联苯、二英、二氯苯及二甲苯（美国疾病控制与预防中心，Centers for Disease Control and Prevention, 2005）。在已知的最危险的有毒物质中，氯联苯和二噁英（Carpenter, 2005）可以说是随处可见：海洋中、两极的冰帽中、生活在偏远极地地区的因纽特女性的乳汁中（Muckle et al., 2001），以及北美洲五大湖区的偏僻地带（美国国家环境保护局，U.S. Environmental Protection Agency, 1998）都可以发现这类有毒物质。1986 年，公共数据访问出版社出版的一本书，书名为《美国社区居民的生活质量：你家所在片区的富裕水平，有毒废弃物以及癌症死亡率》，该书引用了美国国家环境保护局所发表的数据，你可以从中看到你家附近还存在着哪些环境毒素。

下表列出了一些有毒化学品。

生活环境中的化学毒素		
以下内容是从毒物和疾病登记局所公布的数据中整理而来的，该机构为美国卫生及公共服务部的下属机构，官网地址为 www.atsdr.cdc.gov/substances/index.asp		
毒素名称	不良影响	常见来源
多氯联苯	致癌，导致畸形	塑料，建筑材料，嵌缝材料，润滑剂，石油燃烧，农药，墨水
二噁英	致癌，损伤肝脏，类雌激素作用（橙色剂是一种臭名昭著的毒液，它是美军在越南战争中所使用的一种落叶剂，成分之一就是二噁英）	塑料，农药
苯乙烯	致癌，释放苯，引发白血病	泡沫塑料
阿特拉津	导致前列腺增生，有可能引发前列腺癌	除草剂
双酚A（BPA）	类雌激素作用，对乳腺和前列腺有损伤	食品塑料包装及一次性餐具，保鲜膜，易拉罐的内壁，梅森瓶的瓶盖（密封螺旋盖的大口玻璃瓶，一般用来存储食物）
邻苯二甲酸盐	类雌激素作用，致癌，降低男性的精子数量	乙烯基浴帘，塑料玩具，塑料瓶，化妆品和香水
聚氯乙烯（PVC）	类雌激素作用	浴帘，电线，电缆，家用电器，家居装饰用品，抛射剂
有机氯（DDT，氯丹，林丹）	类雌激素作用，对神经有损伤	农药，用于治疗儿童头虱的林丹
多溴联苯醚（PBDEs）	致癌，引起神经中毒	阻燃剂，泡沫塑料家具，聚氨酯泡沫塑料，纺织品，电子产品的塑料外壳
三氯乙烯（TCE）	致癌	干洗，毛毯，硬纸板，其他制造业

事实上，浴帘和地毯可以释放出数百种化学毒素，除了以上所列出的毒素外，还有苯、甲苯、二甲苯以及甲醛等。甲醛还存在于胶合板、密度板（书架、梳妆台的抽屉），以及绝缘材料中。

有毒金属 有毒金属主要有以下几种：汞、砷、铅、镉、镍和铝。这些金属与正常的蛋白质和缩氨酸形成化学键，这会使免疫系统作出反应，接着它们就会变成一种不能被免疫系统所识别的新物质。一些重金属也会致癌，如镉、砷，但是免疫系统的任何反应都会引发迁延性炎症，正如我们所知，这类炎症会引发癌症（Fournié et al., 2002）。

以下是有毒金属暴露的一些常见来源：

铝 厨具，发酵粉，除臭剂

砷 沿海水域的海产品，建筑材料，农药，烟草，油漆，化石燃料燃烧

镉 油漆，牙科材料，海产品，烟草，汽车尾气，轮胎，塑料，电池，PVC 管（在动物实验中，一般用镉引起前列腺癌）

铅 油漆，水管，瓷器，水晶玻璃，化妆品，染发剂，金属擦光剂，农药，杀虫剂

汞 银汞合金，海产品，农药，杀虫剂，各类工业

我们不可能一直躲在茧里，让自己不受任何伤害。尽管我们不可能避免所有有害物质的伤害，但我们还是可以做一些力所能及的事来使这些伤害最小化。下面我会告诉大家，在我们的生活环境中，有毒化学品的主要来源都有哪些，以及我们可以做出哪些替代性的选择：

生活用品的使用策略

化妆品，指甲油，染发剂和发胶，洗发精，化妆水以及其他护肤产品：尽量使用纯天然的有机产品，避免使用含有苯甲酸酯类和邻苯二甲酸酯的产品。一些化妆品含有铝基；一些去头屑洗发水中含有硒，摄入量非常小时，砷可以作为一种营养补充剂使用（以毫克或 1% 克为计量单位）；还有一些止汗剂中会含铝。

人造珠宝是镍暴露的一个来源。

干洗时会用到三乙烯：干洗以后，在将衣物收入衣柜前，将其晾上几个小时，最好晾在户外，好让衣物中的化学品释放掉。

浴帘（氯聚乙烯（PVC））会释放出上百种有毒化合物：注意通风，或是换成其他材质的，最好是用玻璃门。

淋浴 由于在淋浴过程中，氯的暴露量会非常高（Brown, Bishop & Rowan，1984），所以，最好使用淋浴过滤器。如果你会过滤饮食用水，那么，就不应该漏掉过滤淋浴用水这么重要的环节。

癌症的饮食预防措施

塑料 存放食物时，最好使用玻璃或陶瓷制品，尽可能避免使用塑料制品。如果不得不使用塑料制品，至少要等食物凉一点的时候，再放入容器中，在使用聚苯乙烯泡沫塑料制品时，也应注意这一点。

水晶玻璃 仅仅几分钟的时间，水晶玻璃中的铅就会溶进容器内的液体中去，其中，容器内装酒时，铅的溶出量最高（Guadagnino，1998）。

香烟中不仅含有尼古丁，还有一些重金属，其中镉和砷的含量最高，此外还有一起其他的化学物质。

发酵粉往往含有铝，不过保健食品商店里常会卖一些不含铝的发酵粉。

氢化油（反式脂肪酸）本身对人体的危害性就很大了，而它还含有镍残留物。人们会用镍作为催化剂，用来使液体油凝固。

厨具 用玻璃、铁、碳素钢或钛金属制品。铝和铁氟龙制品对人体的毒害是众所周知的。不锈钢锅会使镍渗进锅里的食物中去（国际化学品安全方案，International Programme on Chemical Safety，1991）。

保温瓶 避免使用不锈钢或塑料保温瓶，最好使用玻璃内胆的保温瓶。

金属擦光剂 许多金属擦光剂都含有铅。

家居用品

家用清洁用品 使用健康环保的洗衣液和洗衣皂，这些东西可以在健康食品店和专卖店之类的地方买到。

电池中含有镉，因此在处理漏液电池时一定要小心。镍镉电池通常都是可回收的。

油漆中往往都含有镉和铅，尤其是旧漆。

地毯 一条新地毯中的有毒化合物的含量非常高，这些有毒化合物往往要经过几个月的时间才能完全释放干净。如果可以选择，最好挑选无毒的地毯，如果你已经购买了含有有毒化合物的地毯，那么良好的通风环境会使有毒化合物释放的更快一些。

建筑材料中充满了聚氯乙烯等化学物质，经过处理的木材中有时会含有砷酸盐。一定不要燃烧建筑材料。

聚氯乙烯管 铅管和聚氯乙烯管都有剧毒（Creech & Johnson，1974）。（当前，美国仍有许多地方在使用铅管。）

房屋和院子

杀虫剂、除草剂及农药 这些物品都是有毒的，它们是铅和砷等重金属的一个常见来源。公共绿地，尤其是高尔夫球场是重金属暴露的一个主要来源，在给它们浇水的时候，重金属暴露量是最高的。邻居家的草坪也是这些毒素的一个主要来源，如果你走过草坪，回家也不换鞋，那么就会把草坪中的毒素带到家里的地毯上，而且这些毒素还很难被完全释放干净。

医疗保健

填补牙齿用的汞合金材料中含有汞等化学物。当前，越来越多的牙医开始使用复合材料；在你自己选择的时候，也请尽可能选择这类材料。

毒素暴露水平评估

尽管我们不可能避免接触所有的有毒化合物，但还是有一些力所能及的事可以做。以下的问题有助于帮助您评估自己的有毒化合物暴露水平，如果您的答案是肯定的，就选择 Y，如果是否定的，就选择 N，然后记录下每道题的得分：

Y 或 N_____你吸烟吗？如果吸烟的话，那么是每天都吸还是偶尔吸呢（每天 =5 分；偶尔 =3 分）？

Y 或 N_____你工作中会接触到危险化学品或辐射吗（如果是，加 3 分）？

Y 或 N_____你口腔中有牙科金属材料吗（如果是，加 3 分）？

以下问题用来评估在家中的有毒化合物暴露水平（是 =1 分；否 =0 分）

Y 或 N_____你使用铝制厨具吗？

Y 或 N_____你使用铁氟龙厨具吗？

Y 或 N_____你家里使用含有铅的油漆或管子吗？

Y 或 N_____你使用乙烯基浴帘吗？

Y 或 N_____你家附近有商业性农地吗？

Y 或 N_____你每天都使用含有邻苯二甲酸盐或防腐剂的

护肤产品，保健食品或化妆产品吗？

Y 或 N_____你家最近有没有装修，或者最近家里有没有铺一块新地毯？

我们平时总将思维限制在如何避免接触这些环境毒素上，其实我们可以转换思维，通过注意饮食，吃一些补品以及多做一些运动，来帮助我们的身体排出一些环境毒素，如果你的总分超过 9 分，那么你还应该认真考虑一下桑拿疗法。

第 8 章

锻 炼

众所周知，锻炼既有助于健康，也是我们进行身体自我保养的主要方法之一。生活中，我们常常可以见到，有些人对自己身体的关爱近似于苛刻，他们不断地对自己的身体实施这样或那样的约束。而另一些人则喜欢随心所欲，他们以寻求快乐为主要生活方式。在饮食和锻炼的有机结合可以给人们带来健康和幸福这一理念越来越被接受的同时，锻炼在延长癌症患者寿命和提高其生活质量方面的关键作用也被大量的临床实践证明。

锻炼是癌症的克星

了解锻炼在癌症治疗中的作用并不难。首先，锻炼可以增强包括自然杀伤细胞在内的免疫系统功能（LaPerriere et al.，1990），可以消除炎症（Ford，2002）以及降低胰岛素和胰岛素样生长因子（IGF）的水平（Leung et al.，2004）。其次，锻炼能降低过剩的激素，例如雌激素和睾酮素，而这些激素往往能加速肿瘤的生长（Friedenreich & Orenstein,2002）。再次，锻炼在提高与快乐相关的神经递质水平的同时，还降低与压力相关的激素水平，例如提高内啡肽，降低皮质醇。临床实践表明，锻炼对减缓抑郁这种常见的慢性压力症状和创伤后应激障碍（PTSD）效果显著（Woolery et al.，2004）。曾有这样一个研究，研究者将锻炼与抗抑郁药物在治疗抑郁症的效果上进行了对比，结果发现，锻炼同药物治疗一样有效，且没有副作用。更令人惊喜的是，6个月以后，锻炼组只有10%的病人复发，而服药组的复发率则高达40%（Babyak et al.，2000）。最后，也就是最重要的一点，锻炼具有抵抗癌症及抑制其复发的作用。关于这一点，《英国医学杂志》上的一篇评论列举了如下几点理由：锻炼能增强心血管和肺部功能；锻炼能均衡激素和能量水平，改善免疫功能；锻炼能加强肠道通畅和运动，以及促进DNA修复和抗氧化防御（Batty & Thune,2000）。

大量临床实践研究表明，爱好运动的人患癌症的概率比较低，而喜欢锻炼的癌症患者的复发概率也比较低。兰斯·阿姆斯特朗就是一个著名的例子，他证明了运动和意志能创造奇迹。这位世界闻名的运动员在1999—2005年，曾7次获得环法自行车赛（环法自行车赛为期3周，总长度为3 200公里，期间要穿越多座法国山脉）的冠军，他在1996年被查出患有睾丸癌，并且已经转移到肺部、腹部以及大脑。面对疾病他在接受常规治疗的同时，并通过运动与疾病顽强地斗争，赢得了"康复之王"

这一绰号。阿姆斯特朗赋予了"康复"全新的含义，他不仅仅从癌症中存活下来，还于 2009 年再一次开始了职业运动员的生涯。

一项持续 20 多年的跟踪研究表明，有过运动员经历的人不易患上癌症。哈佛大学的公共健康研究结果表明，大学时代曾为运动员的人患呼吸和生殖系统癌症的概率较低，他们患呼吸系统癌症的风险是非运动员人群的一半，而患生殖器官癌症的概率则更低（Frisch et al., 1985）。与这项研究结果相关的一项成果表明，生殖激素也与癌症密切相关。虽然生殖激素对于生长和正常的组织修复是必要的，但是生殖激素活动能潜在地导致癌变发生，而运动可使人体某些生殖激素大大减少，甚至停止生产，因此，人们从年轻时就开始运动可明显降低癌症发病率。

就算年轻时不是运动员，锻炼对你来说依然是有益健康的。有一项超过 4 000 名女性参与的研究，研究者将参与者分为运动组和久坐组，然后对比两组女性患呼吸系统癌症的风险（Holmes et al., 2005）。结果说明，运动量最大的女性从锻炼中获得的好处也最多。锻炼大约降低了 20%~40% 的患呼吸系统癌症的风险，同时也使癌症患者肿瘤变大和恶化的风险

大大降低。即便是在过度肥胖、绝经和有家族癌症史的女性
人群中，这种变化也同样出现了。甚至对 50 岁以后才增加活
动量的女性来说，患癌症的风险也降低了 27%（Bardia et al.，
2006）。

细胞氧化

我们在第 1 章提到了诺贝尔奖获得者瓦伯格博士，是他
首先鉴别了氧化在癌症发展过程中的作用。他发现，细胞氧化
率下降 35% 就能加剧癌症的发展（Warburg,1966）。锻炼和
循环一样，能使身体在细胞的层面上透气，这就可以增加身体
深层清理的活动，疏通那些积累下来的，且能造成细胞死亡的
废物质造成的阻塞。比如，我们在锻炼不经常使用的肌肉时，
会感到疼痛，这是乳酸被排出所造成的，一旦它被清理干净，
我们就不再感到酸痛了。当细胞所处的环境变得拥挤不堪时，
养分就不能有效地传递给细胞，而废物就积累了下来。较低
的细胞氧化也是可能导致癌症转移的因素之一（Brizel et al.，
1996），而锻炼则能为细胞带来更多的氧气。

免疫力

一个针对艾滋病患者的研究清楚地说明了锻炼对免疫力和压力的影响。当然，艾滋病患者的免疫系统已经受到了艾滋病毒的损害或是侵袭。在这个研究中，病人已经被确诊感染了艾滋病毒，因此，他们正承受着非常大的压力。该研究的测量标准是自然杀伤细胞活性，因为它的确会由于压力和损伤而相应地变少，因此，它可以被看作是压力影响免疫力的一个指标。同时，自然杀伤细胞也是艾滋病患者寿命长短的指标。研究者将这些患者分为两组，一组保持原有的不常活动的状态，而另外一组则需要完成每周 3 次、每次 45 分钟的锻炼。一个月以后，不活动组患者的自然杀伤细胞活性出现了下降，这是与预期相符的。但是锻炼组患者的自然杀伤细胞活性不仅没有出现下降，而且其他一些本来应该下降的免疫细胞活性也都上升了。锻炼，不仅仅可以作为一种有效的应对机制来缓解压力带来的不良影响，还可以作为抵抗疾病的一种治疗方法（LaPerriere et al., 1990）。

锻炼还增加了另一种免疫细胞活性，这就是巨噬细胞。它名字的意思就是"巨大的吞噬者"。巨噬细胞能吞噬人体内的细菌和各种各样的垃圾以及代谢废物，然后消灭它们。巨噬细胞的活动有助于保持身体内部环境的清洁，阻止外部感染的入侵(Silveira et al., 2007)。巨噬细胞还可以帮助自然杀伤细胞"清理"那些已经损坏的癌细胞或者微生物产生的废物质。除了增加巨噬细胞的活性，锻炼还能暂时提高体温，杀死病菌和癌细胞。它还可以减少身体分泌与压力相关的激素，例如：皮质醇，这类激素常常能降低自然杀伤细胞和巨噬细胞的活性。低免疫力和炎症是两大加剧癌症发展的因素，而你已经了解了压力和它们之间的关系：压力更小，炎症就更少，免疫力也更强。

炎　症

我们已经讨论过，炎症是癌症发展的主导因素之一。锻炼则能直接有效地降低炎症。虽然这一机制可能比较复杂，但是已有多项研究报告表明锻炼可以降低 C 反应蛋白、白介素 6 以及核转录因子 NF-KB 的水平，而正是这些因素促进了炎症发生的过程（Kasapis & Thompson,2005 ）。

锻炼有助于预防癌症

锻炼似乎还能预防异常的血管新生。虽然现在的研究还不能完全证明这一点，但是考虑到锻炼能促进身体正常的生长和修复，它的确可以抑制那些能诱发异常细胞生长的生理条件。一篇发表在《生物医学中心》2004 年 1 月刊上的研究表明，锻炼能增加一些特定化学物质的产生，而这些化学物质可以阻止新血管的形成（即血管新生）（Gu et al., 2004）。锻炼还可以有效阻止"氧化应激"（指体内氧化与抗氧化作用失衡，氧化作用更明显，产生大量氧化中间产物），这是导致衰老和癌症产生的主要因素。适度的锻炼和耐力训练，增加了身体的活力，能逐步地增强体质，避免炎症和氧化应激的发生（Oztasan et al., 2004）。锻炼还能抵御癌症，这种益处是持久性的，即锻炼可以促进辅酶 Q10 的分泌。正如我们之前提过，这种酶是一种抗氧化剂，常常被当作补给品使用，在癌症治疗中起着持久和稳定的积极作用（Lockwood et al., 1994）。

让癌症患者进行锻炼的观点曾经受到一些批评，因为癌症患者通常很疲劳，需要休息，以便节省他们的生命资源来抵抗疾病。然而，最近的治疗趋势则支持癌症患者进行体育锻炼，目的是改善治疗过程、康复时间以及副作用带来的影响，同时还缓解疲劳（Sood & Moynihan,2005）。

锻炼和癌症治疗中的康复时间

目前，科学研究已经证明，锻炼是一种具有预防和治疗效果的抗癌活动，因此，知识渊博的专家们也就不再说"要休息和保存你的精力"了。在几个特定时间段里，休息是很重要的，例如：治疗后，不论是手术、化疗还是放疗。锻炼之间的恢复时间也非常重要，特别是你以前不经常活动的话。

正如上面所说，研究证明：经常活动身体的人更不容易患上癌症。还有研究表明：锻炼不仅能增加结肠癌患者的存活时间，即使对晚期患者也同样有效，还能降低癌症复发的概率（Meyerhardt et al., 2006）。前列腺癌也同样如此，喜欢活动的人一般较少患上这种癌症；而喜欢锻炼的前列腺癌患者，也能生存更长的时间（Patel et al., 2005）。而且，锻炼似乎能对细胞的化学性质产生深层的影响（Leung et al., 2004）。

在女性癌症中，锻炼对预防和治疗乳腺癌和卵巢癌也有较好的作用，经常活动的年轻女性和年长女性都表现出更低的患癌风险和更长的生存时间（Holmes et al., 2005;Cottreau,Nesss & Kriska,2000）。

　　在生活方式改变的条件下，锻炼的益处也已经被深入研究了。你还记得我们之前提到的奥尼什博士关于饮食、锻炼和减少压力的研究吧（详见前言）。在实验室中发现，那些正在转变生活方式的人的血液中，对癌细胞生长的抑制作用比之前的升高了 7 倍（Ornish et al., 2005）。类似的研究支持这个结果，表明饮食和锻炼的作用体现在降低胰岛素样生长因子水平上（Fontana, Klein & Holloszy,2006），而胰岛素样生长因子水平正是加速癌症发展的因素。在女性人群中也进行了同种类型的研究，测量的是培养皿中的乳腺癌细胞（Barnard et al., 2006）。

哪一种锻炼最好？

　　锻炼有多种形式。在一些研究中，锻炼包括了一周 3 次的散步。而在另一些研究中，锻炼则指的是有氧运动，人们经过锻炼，会感到明显的心跳加速，并且感到呼吸紧促。然而，还有一些种类的锻炼存在：温和的，或者"心灵的"锻炼，例如：

瑜伽和太极。两者都起源于古代，但是，它们的好处都是显而易见的，而且已经被研究了几十年。有氧锻炼也可以变成"心灵层面的"，就像玩网球或者手球的人可以与你交流，但这仅仅是通过了一种外部方法。有氧锻炼还有很多心理上的益处，能有效地清理细胞。温和的锻炼不但可以在细胞层面发挥作用，而且能给人带来心理层面上的好处。有效的锻炼不需要花费很大的精力，稳定性才是最重要的因素。每周 5 天，每天坚持 30 分钟速度较快的散步，能降低 20% 患乳腺癌的风险，即使是在已经绝经和易患此病的高危险女性人群中，也有同样的效果（McTiernan et al.，2003）。而骑自行车、游泳、徒步旅行或者适度的身体活动都同样有效。

心灵的锻炼

瑜伽 虽然目前存在多种瑜伽，但是在美国，"哈他瑜伽"，包括多种被称为"体式"的伸展和支撑姿势，则成为了瑜伽运动的代名词。它通过增强你的灵活性来清除肌腱和肌肉周围的瘀血和已经结晶了的废物。当这些累积的废物（大部分是乳酸）被排出时，我们起初会感到酸疼，这和绝大多数的锻炼刚开始时的痛苦和紧张感类似，但是在"哈他瑜伽"中，这种副作用会大大降低。瑜伽在减压方面的功效是众所周知的，它甚至有助于治疗抑郁症，还可以提供很多有氧锻炼的好处。

太极 作为一种中国从古代流传下来、类似于舞蹈的运动，太极拳也是多种武术形式的基础。在中国，人们已经广泛研究了太极的治疗性特点，而且，太极常常被应用于治疗慢性病患者（Sandlund & Norlander, 2000）。

气功 作为中国另一种比较温和的武术，同样也要求运动——尽管在形式中表现得不那么明显。气功有多种形式，它的主要特点是培养对身体中生命能量 "质"的感觉。东亚哲学家认为这种生命能量是一种以某种形式出现的、属于自然的重要力量，而西方科学则认为这是一种复杂的生物化学反应的产物。不论这种生命的能量来自哪里，气功的艺术在于学习和感受它，并通过运动、呼吸和意念建立这种力量。

和太极相似，中国的医院也将气功应用于治疗当中，甚至在一些地区，气功还是癌症治疗的一项基础环节。很多报纸报道了气功通过促进免疫系统而给身体带来了益处（Chen & Yeung, 2002）。研究已经证明了气功的优点在于增加了干扰素（一种带有抗病毒和抗癌症特性的细胞因子）的产生。有一个 80 名癌症患者参加的研究，研究者将这些参与者分为 3 组，其中 25 个只接受化疗，25 个接受化疗和气功训练，而剩下 30

个则只接受气功训练（Chen & Yeung，2002）。结果，将气功作为唯一治疗手段的组，患者的红血球、白血球和血红素都出现上升；而接受化疗和气功训练的组，患者的红血球、血小板和血红素升高，而白血球数则没有上一组高；而只接受化疗的组，患者的红血球、白血球、血红素和血小板都出现明显降低。

不喜欢运动？尝试去获得乐趣吧

如果锻炼对你而言不是那么有趣，那就加入一个团队吧。社会性活动能有效鼓励人们进行有规律的活动。如果你有打网球的同伴或者你参加了排球队，你就有义务参加活动，这比"严厉的爱"这种自我约束的途径要容易达成。有一个慢跑的同伴则可以减轻这种规律性活动的单调性。如果你讨厌锻炼，那么获得团队支持和制定"锻炼时间"来保持你的运动就显得非常重要。

你需要进行什么程度的锻炼？

有规律地进行适度的活动能给你的整个身体，特别是免疫系统功能带来很多好处，例如提高对外部感染的抵抗力和抑制癌症发展。但是一开始锻炼需要慢慢进行，因为运动量过大会有明显的受伤风险，还会扰乱细胞抗氧化系统。而另一个理由则是你可能会经历一个"排毒"反应。当积累的废物突然从结缔组织中被排出时，会引起全身的不舒服，就像感冒一样。当然，这种感觉会消失，但是当你从中恢复并开始进行规律性的锻炼时，它也许会延缓你努力的过程。

你感到疲惫么？如果是因为癌症、化疗或是两者皆有而感到疲惫，那么让你去锻炼，而不是休息的建议似乎就没有什么意义了，但是现在癌症专家声明，锻炼是治疗疲劳的最可靠手段。从 2~3 分钟开始，即使是非常虚弱的癌症患者也通常能在 2~3 个月的时间内将适度锻炼（例如使用跑步机）的时间增加到 25~30 分钟。

弄清楚多大的活动量适合自己是非常重要的。如果你想要享受有氧运动的好处，其实不必投入过多的时间。大部分人每天至少都能挤出 10 分钟的时间出来。在短短 10 分钟的时间里，你的身体和新陈代谢会提升到一个较高的水平，起初由此带来的效果能持续 24 小时，随着日常活动的增加，其好处还会不断加强（Hansen, Stevens & Coast,2001）。

为找出开始锻炼时最适宜的心跳速率，需要通过在你的腕部或颈部计算每分钟脉搏跳动的次数，以此来测量你在安静状态下的心跳速率。用 220 减去测得的数再乘以 1/2，然后再次加上安静状态下的心跳速率。由此计算所得出的数就是你目标心率的最低值。举个例子，如果你在安静状态下的心率是每分钟 70 下，220 减去 80 等于 140。140 的一半是 70，再加上安静时的心率 70，那么目标心率就是每分钟 140 下。如果要计算目标心率的最高值，那么就要乘以 3/4。在刚才的例子中，220 减去 80 等于 140。140 的 3/4 是 105。再加上安静状态下的心率 80，得到目标心率的最高值为 185。你可以通过测量腕部或颈部的脉搏跳动来计算你的心率，但是如果想要每天都测量的话，更简单的方法是使用心脏监护器。一些运动用品和电子商店出售这种便携式的仪器。这种监测你锻炼的方法对一般性目的、保持健康和减轻压力都有好处。如果还有医学上的注意事项，请务必要保证同你的医生一起，或是在医生的专业指导下完成锻炼计划。如果你参加锻炼是为了预防疾病，那么就不需要那么多限制。

检测你身体活动程度的另一个方法是"代谢当量强度"（MET）。很多关于运动量方面的建议被划分为"轻度""适中"或者"剧烈"，以及两两之间的中间状态。对于一个人来说是剧烈的锻炼，对于另一个人也许就是轻度的，这取决于你在此方面付出多少努力，是因人而异的。MET/ 小时是你在安

静坐着 1 小时消耗的能量（氧气）。活动越剧烈，MET/ 小时
的数字就会越大，因此 MET/ 小时是一种测量身体活动强度的
方法（Ainsworth et al.，2000）。

身体活动中的 MET 值（代谢当量任务）

活　动	MET/ 小时	活　动	MET/ 小时
非常轻		非常剧烈	
走路（散步）	2	溜冰	6
玩乐器	2	网球双打，跑动更多	7
轻		跑步	
正常的速度步行	$2\frac{1}{2}$ ~3	徒步旅行	6~7
慢慢跳舞	$2\frac{1}{2}$ ~3	绕圈游泳	6~8
打高尔夫（用电动高尔夫车）	$2\frac{1}{2}$ ~3	剧烈地划船、独木舟皮划艇	6~8
打保龄球	$2\frac{1}{2}$ ~3	跳舞（剧烈地）	6~8
稍微有点剧烈		一些锻炼	6~8
快走（3 英里 / 小时）	$3\frac{1}{2}$	器械	
举重	$3\frac{1}{2}$	骑自行车（10~16 英里 / 小时）	6~10
水中有氧运动	$3\frac{1}{2}$	比较快地绕圈游泳	6~10
皮划艇，独木舟	$3\frac{1}{2}$	有氧健美操	6~10

续表

爬楼梯	4	壁球，短网拍墙球，手球，网球	7~12
跳舞	4	慢跑（12 分钟 1 英里）	8
骑自行车	4	滑雪（速降或越野）	8
中等剧烈		跑步 6 英里 / 小时（10 分钟 1 英里）	10
游泳	$4\frac{1}{2}$	跑步 8 英里 / 小时（7.5 分钟 1 英里）	14
高尔夫，拿球杆	$4\frac{1}{2}$	跑步 10 英里 / 小时（6 分钟 1 英里）	16
网球双打	5		
锻炼机器	5		
慢跑	5		
快速舞蹈	5		

数据来源于"身体活动手册：活动编码升级和 MET 强度"，作者为 B. E. Ainsworth, W. L. Irwin, A. M. Swartz, A. J. Strath, W. L. O'Brien, D. R. Bassett Jr., K. H. Schmitz, P. O. Emplaincourt, D. R. Jacobs JR., 和 A. S. Leon. 运动和锻炼中的医疗和科学（增刊 9）：S498-516,2000.

要计算你每周的 MET/ 小时，就需要把每一项你参加的活动的 MET/ 小时的值乘以你每次在该项目上花费的小时数，最后把所有的数值加起来。例如：

跳舞（剧烈地）2 小时：7×2 = 14 MET

走路（快速地）4 小时：3.5×4 = 14 MET

打网球 1 小时：8 MET

共计： 36 MET 一周

作为一个一般性的标准，当癌症在体内发展得更深时，更大强度的锻炼是必需的，这样可以激活组织层。与肌肉、皮肤或者皮肤表层附近的区域相比，血液循环需要更长的时间才能激活腹部深处。最适合乳腺癌患者的活动量是每周至少 9 MET（Holmes et al., 2005）。结肠癌患者需要每周进行两次相当于 18 MET 的活动量（Pratap & Schroy Ⅲ ,2007）。对于已经发展到腹股沟较深处的前列腺癌的患者，则需要每周 30 MET 的活动量（Giovannucci et al., 1998）。对以预防为目的的锻炼，最小活动量则建议为每周至少 4.5 MET。低于 4.5 MET 的话就会对身体产生明显的负面影响（Thune & Furberg,2001）。

成功和整体化的策略

P. A., 60 岁，她被诊断为左乳房恶性肿瘤，存在几个恶性的淋巴结。在乳房切除和淋巴结移除手术后，她和她的针灸师一起制订了全面综合的饮食和生活方式计划。尽管医生没有安排化疗，但还是强烈建议她进行放疗。她拒绝了，只是每 6 个月都接受一次乳房 X 光检查。因为她和丈夫有几个非常亲密的医生朋友，所以当她开始治疗计划时，还是受到了专业的监控。癌症的诊断结果给她带来了非常严重的焦虑情绪，同时还伴随着对复发的恐惧。而她应对焦虑的主要武器是高强度的锻炼，包括体操训练以及大量的骑车运动。她每天至少花两个小时来完成至少两项运动。剧烈的运动给她带来了稳定的情绪，这样让她能在晚上做瑜伽练习。她特别强调冬天时进行瑜伽和冥想，因为此时不适宜跑步和游泳。结合其饮食计划和营养品的合理使用，她的幸福感和自信改善了其情绪波动的程度，对复发的恐惧感也消失了。

避免锻炼的情况

在你开始一项锻炼计划之前，你需要经常同你的医生交流，以确保在医生不提倡时避免进行锻炼或者活动。如果你患有淋巴癌或者淋巴球白血病，那么就不适合在蹦床上做弹跳运动。尽管蹦床是一种很好的有氧运动器材，但它常常会刺激淋巴循环，所以你需要同你的医师讨论它的使用，防止出现不好的影响（Bhattacharya et al., 1980）。当你通过手术从腋下移除淋巴结后，需要避免剧烈的胳膊运动。如果肿瘤细胞存在骨转移的话，就不能慢跑。如果你有贫血、白血球数量或者血小板水平较低的话，就最好限制一下自己的活动。而像头晕、丧失平衡、胸口疼、心律失常、心跳过快、大腿抽筋或是气喘都可能会限制你锻炼的项目和活动量。《现行联邦中心关于癌症患者身体活动和残疾的准则》（2009）建议在接受化疗或者放疗的患者在两小时之内要避免进行锻炼，因为机体循环的增加可能会加剧治疗的副作用。你也许要学着监测自己的心率、心跳节奏和血压，特别是当你的身体感到"跃跃欲试"的时候，在锻炼一段时间后感觉身体就像是拉紧一样的时候，或者你正在同疲劳作斗争的时候。

评估你的锻炼量

同意就在"Y"上画圈，不同意就在"N"上画圈，然后记下每个问题中阐释的分值。

Y 或 N_____你体重超重吗（如果同意，减 1 分）？

Y 或 N_____你在健身馆里训练吗（如果同意，加 1 分）？

Y 或 N_____你有规律地进行一种体育活动吗（如果同意，加 1 分）？

Y 或 N_____你每周锻炼多长时间（如果 6 小时，加 1 分；如果 12 小时，加 2 分；如果 16 小时，加 3 分）？

如果你的总分等于或低于 2，说明你可以从更多的身体活动中得到好处。

第 9 章

情感愈合

不要低估了情感愈合的重要性。平日里我们咬紧牙关，尽力地承受着一些艰辛可能会有价值，但它也会降低你的免疫力和减少你对快乐生活的享受。如何处理好你的情绪可能是治疗中最困难的部分。改变饮食或者开始运动已不是件容易的事情，但是面对你内隐的创伤、消极的经历和它们所给你带来的不好的影响，则可能是最大的挑战。情感愈合不仅可以延长你的寿命，还可以帮助你更开心地生活。

情感愈合意味着我们情绪的改善和身体的健康，它会带给我们生活一种舒适的感觉。有研究表明，快乐会减少炎症。2008 年英国的一项研究（Steptoe et al.，2008）表明，积极的情绪可以降低应激激素皮质醇水平。高水平的应激激素皮质醇不仅会提高心脏病、癌症的发病率，还和其他很多疾病有关，如，过敏症、哮喘、关节炎和心血管疾病。研究还发现积极的情绪也与炎症相关的物质有关，例如，C 反应蛋白和促炎症细胞因子 IL-6。

压力性事件是消极情绪的主要诱发因子，它会导致情绪低落，继而引发情绪疾病，健康的最主要因素是意识到我们实际在"贮藏"消极情绪和过去的创伤。如果我们不能解决这些贮存和创伤，它们就可能引起消极的态度和预期，让我们处于负性饱和状态。脑海中习惯性存储样式和神经系统导致我们根据以往的刺激和创伤记忆去反应，在新的环境下一遍又一遍地上演旧剧本，加强了错误和消极观念（Bremner et al., 1993）。

这里我们将目光聚焦创伤经历及其如何引发疾病这个不可低估的因素，并对其在免疫系统和慢性炎症上的作用进行解释。我们还将讨论治疗创伤的技术；关于旅行日记的作用；方法学和感恩的功效；社会孤立和罪行的研究；此外还将讨论如何应对这些因素，来帮助人们获得长寿和高质量的生活。

创伤性经历

创伤性经历是严重的压力性事件，或者是你没有顾及的重复性的压力事件，我们都是创伤性事件的受害者。作为人类，我们都有过如莎士比亚表述的"倘若一觉能了结心灵之苦楚与肉体之百患"的经历。创伤是人们难免的经历，而且它们并不是那么黑白分明，不同的是我们每个人的创伤程度不同。你可能没有经历过像身体遭受袭击或公共羞辱这样的创伤性事件，但是我们都会经历过小的创伤性事件，如夫妻吵架、办公室战争、金融受挫，甚至遇到粗鲁的职员都会引起小规模的创伤，这些创伤可能需要几个小时或者几天才能缓解和恢复，但不需要几年去缓解和恢复。严重创伤则不然，如果你或者一个你爱的人有过癌症的诊断，就会深感创伤性事件，即使是配合着治疗，有的创伤也需要好几年去恢复。轻微的创伤经历的症状可能和严重的差不多，但是前者就会恢复得快一些。有些人在经历了严重的创伤之后会有一些特殊症状，如经常从某些消极事件，如受伤死亡事件、致命性的诊断事件等联想到自己和他人，这样的状况被我们称为创伤后应激障碍（PTSD）。

创伤后应激障碍

我们如何了解重大创伤者的压力和创伤呢？创伤后应激障碍被定义为，经历诸如遭受犯罪事件等重大创伤后而引起的某些症状，如，在梦中重复创伤、冷淡、感情麻木、脱离现实、过分敏感、恐怖袭击、周期性的创伤体验和想象等。带有这些特征的严重创伤后应激障碍者不能将自己过去的生活唤醒，他们不仅需要专业人士的帮助，同样也需要朋友和家人的支持。

创伤后应激障碍的特征

心理上：注意力不集中；控制能力减弱；过分警觉（过分

的担惊害怕）；侵入性的想法和记忆。

情绪上：焦虑、无意义感；压抑感情；强烈的恐惧感，惊慌；无助感和自责。

行为上：易激动易烦躁，焦虑不安；失眠，经常做噩梦；内向，孤独不与人交往；毒瘾。

生理上：胸口紧，心悸；胃部消化问题；不自觉地出汗；换气过度，免疫抑制。

创伤后应急障碍的长期影响

降低自然杀伤细胞的活性与拖延创伤后应激障碍产生的心理和生理上的影响关联密切。创伤后应激障碍可以对健康产生长时间的影响，因为它被发现可以长时间地压抑人的免疫系统。自然杀伤细胞活性对于慢性疾病可能是一个关键因素，同样也是心身医学的一个重要联结点。抑制自然杀伤细胞和巨噬细胞的清除功能，继而导致免疫系统功能的降低，可能是产生一些疾病的最主要的因素，例如癌症、肝炎、糖尿病、慢性传染病、机会性传染，甚至是自身免疫性疾病（Hogan & Basten,1988）。

创伤和免疫

压力和创伤对于免疫系统的伤害现在已经得到了有力的证实。在一个创伤性事件发生后导致"晚死"的因素是感染（Ader,Felton & Cohen,2000），这就意味着如果一个人并没有死于最初的创伤，这个人在之后也可能死于因为免疫系统受损而患上像肝炎这样的疾病。数以万计的免疫系统、神经系统、荷尔蒙的改变都可能来

> **创伤，压力和自然杀伤细胞活性**
>
> 抑制自然杀伤细胞活性的因子：
>
> 物理创伤，包括外科手术和多样的药物干涉；
>
> 营养不良；
>
> 自然灾害带来的压力；
>
> 抑郁、焦虑和疲乏；
>
> 神经系统和肾上腺兴奋，战斗或逃跑反应

自于压力的事件和环境，免疫系统的正常反应应该是降低自然杀伤细胞的活性，这在医学中是一个重要的心身医学的连接。自然杀伤细胞的功能受到变化性压力的影响，包括因为突发性事件、手术和其他医疗造成的身体上的创伤（Koga et al.，2001）、营养不良、情感创伤、灾难性事件和荷尔蒙不平衡等。像遭受飓风和地震这样灾难的受害者，他们体内的

自然杀伤细胞的活性明显较低（Ironson et al., 1997；Inoue-Sakurai,Maruyama & Morimoto,2000）。

消极的心理状态，像忧郁、焦虑、疲乏都会影响自然杀伤细胞的活性，即使淋巴细胞的数量没有改变，消极的心理状态，例如自我意识、自责都会降低自然杀伤细胞的活性（Christensen et al., 1996）。

自然杀伤细胞也被看作是生存时间指数。国际癌症协会（NCI）的医生已经进行了自然杀伤细胞的活性的实验，证实它决定着艾滋病人和癌症病人的生存预测时间（Levy et al., 1985）。无助感也同样会降低自然杀伤细胞的活性，就像前面提到的实验室测试小白鼠一样，越是不能从偶然的压力刺激中逃脱，受到的伤害也就越大。研究表明，感到抑郁或无助的乳腺癌患者比那些有心理能力去面对疾病的患者的自然杀伤细胞的活性低（Levy et al., 1987）。

早期创伤

有证据表明，早期不利的经历对心理问题和焦虑情绪的发展有着重要的影响，大脑荷尔蒙是其间的介质。神经系统和肾上腺的持续敏感，甚至在成年期产生的轻微的压力，都会引起心理上和情绪上的健康问题（Heim et al., 2000）。以往的心理创伤建立了夸张的压力反映，使癌细胞扩散（Reiche,Nunes

& Morimoto,2004 ）。

创伤，压力和炎症

就像你所了解的，压力和创伤已经证实会对免疫系统产生影响。现在同样也证实了压力会引起荷尔蒙和免疫系统的改变，从而引起或者加大机体的炎症反应。积累的压力会增加炎症反应的产物，如 IL-6（Costanzo et al., 2005），它会促进肿块的长大和发展，因此，压力是引发和促进癌症的重要因素（Black,2003）。早期创伤是长期损伤免疫力的一个因素，对于敏感的早期创伤病人，压力带来的炎症反应会异常激烈，其罪魁祸首就是 NF-kB，这个炎症因子同样也促进了癌症的发展（Pace et al., 2006）。

压力也会导致血管在编队进程中的改变（Thaker et al., 2006），而引发血管再生的因素也会导致癌症。长期的压力很可能是引发许多疾病的原因，就像它会减少生存时间一样。

癌症，创伤和抑郁

近几年压力和创伤产生的影响已经和很多种健康问题联系起来了，比如说癌症。上文已经帮助你了解了创伤，尤其是早期创伤是如何和慢性疾病联系起来的。关于个体特质的研究指出，某些明确的个体特质可能比其他个体更易于诱发癌症。一般来说癌症特质的人或者是"C 特质"的人不善于抱怨，会欣然接受那些不愿接受的东西。他们也不容易发怒，他们试图去满足他人的期待，他们经常面对压力源感到无助（Temoshok,1987）。很多人被诊断为癌症都认为是创伤性事件引起的，他们会深深陷入到创伤性事件的愧疚中，总是认为这些创伤事件通过自己的努力能克服，例如离婚、失业、疏远孩子或者任何一种重大的个体灾难。这种愧疚感或失败感，不管是不是合理的，都会是最糟糕的心理反应。

抑郁还关系到减少癌症患者的生存时间。在心身医学中，抑郁和炎症有关，像 IL-6 的炎症因子可能是长期压力导致肿块生长的一个因素。炎症细胞因子自己可能会导致失望和无助，并且在癌症相关的疲乏状态（Tchekmedyian et al., 2003）中扮演着一种反馈回路的角色，可以是盘旋式的失望，并且可以导致生理症状的恶化（Illman et al., 2005）。

这些发现，还不足以证实创伤、压力或者明确的个体特质是导致癌症的直接原因，它可能是间接原因，一个严重的压力性事件可被认为是触发因素而不是原因。唯一被证实的导致癌症的因素是毒性影响，如明确的化学毒性或者放射性毒性。即使压力性事件可以引起机体生理机能的改变，但这一内部因素的变化才是导致癌症的真正因素。因此，通过生活习惯来维持一个良好的内部条件是非常必要的，我们应该更加勇敢地面对生活给我们带来的不可避免的伤害或者压力。

创伤和长期的压力会降低身体免疫力，通过促进炎症和血管再生而形成诱发癌症的内部环境。如果压力过大，饮食和能量补充就不能足够改进机体免疫力。

情感愈合途径

既然癌症与创伤、长期的压力之间有如此紧密的联系，那么对于有效地抗争癌症和阻止其恶化你还能做什么呢？以下就向你介绍康复计划的关键步骤：

获得支持　找一个内科医生帮助你，他可以给你提供希望，让你避免一些不必要的药物干扰。从家庭、朋友或者任何宗教性质、服务性质和社会组织机构的成员中得到支持。

增强你的免疫力　让自己成为一个快乐的患者，让自己的人生变得放松和快乐。

得到养护治疗　学会一种按摩疗法，得到专业的养护技巧，或者找一个你认识的人给你肩部的按摩，缓解压力让你接受放松的按摩比你做任何事情都对你都有帮助。

得到脱敏治疗　请教技术较好的心理医生，请他帮助你从给你带来精神创伤和情绪波动的事件中解脱出来，慢慢降低其对你的影响。

表现自己 积极参加各种活动，如学习和接受治疗，给自己创造各种自我表现的机会。

获得支持

治愈的过程不是单一的过程，而是全方位的过程。构建支持系统网络是该治疗进程中非常重要的环节，它可以使你得到更多的关心和计划。在这里，你可以得到专业的帮助、针对个体情绪问题理智的支持及与有同样经历的人交流所获得的帮助。

情绪健康的药物支持：面对消极情绪诸如焦虑、压力固然重要，但是保持你的精神向上，避免自己在经历中陷得太深更为重要。虽然有些药物可以控制焦虑情绪，缓解情绪问题，但其只能解决部分问题，最好办法还是需要你请教专家针对你的问题实施具体治疗。通过商量这一渠道解决你的情绪问题非常重要，包括和你的医生商量，当然也包括和你的家人商量。如果你成功地尝试过和你的医生一起不通过药物解决的情绪问题，你就会说药物是很容易被停用的，因为这一过程对你的治疗没有太大的影响。

美国和加拿大的研究者（Kirsch et al., 2008）的研究显示，抗抑郁药并不如想象中的作用大，研究称病人服用抗抑郁药物仅仅是起到安慰剂效应。对抗抑郁药有期待的都是严重的抑郁病人，他们会觉得药物比安慰剂有用，而事实上作用的程度很小。这项研究使用了比一般研究更大的样本量，其研究成果已提供给了（美国）食品及药物管理局。研究者发现，抗抑郁药物的功效并不像之前想象的有重大的临床意义。研究者认为，事实上对抑郁症来说，无论病情的轻重，抗抑郁药的新产品和安慰剂的疗效都一样，但在感觉上，严重的抑郁病人会认为作用较大，这是因为一般服用药物都是在症状危急时刻或者最后，如，在症状严重时使用。

发表在《消费者报告》（Metcalf, 2004）上的一则报道揭示，抗抑郁药物的副作用（如自杀倾向）比之前显示在外包装上的更加普遍。报道称"谈话疗法结合药物治疗对抑郁症有较好的疗效，但是如果心理治疗可以达到 13 或者更多次，单独使用谈话治疗也能达到很好治疗效果"，可见，在公众的意识里，药物治疗的作用显然被高估，而谈话治疗的作用却常常被低估。虽然，谈话治疗是很花费时间，且不能立即见效的，但是，事实上，真正的治疗都很少能立即见效。如果让你见一个精神病医生，你更倾向于选择药物治疗，但是，心理学家、社会工作者和专业咨询师也可以给你提供有效的谈话治疗。

同样，药物对于创伤后应激障碍的治疗也是如此。特别是选择性5-羟色胺再摄取抑制剂(SSRIs)会减少一半或少些症状，但是，其副作用还有引起了大家的注意。一些研究已经表明这些药物不比安慰剂有更大的疗效（Antonuccio et al.，1999），而且还会产生副作用，像性功能障碍（Labbate,1999）。也有证据表明，如果在灾难发生后几天服用药物的话，会导致创伤后应激障碍症状的产生（Zohar et al.，2009）。研究表明（Berger et al.，2009），就长期治疗来讲，心理治疗比药物治疗的疗效更大。花费一些时间和精力去寻找一个专业的谈话疗法去应对害怕、伤心和对价值感、幸福感和生活乐趣的丧失是非常有意义的（Solomon,Gerrity & Muff,1992）。心理介入治疗有很多种类，包括个体治疗和团体辅导，这些都可以帮助减轻心理负担。

获得人际关系的支持　研究（Price et al.，2001）表明，在那些有很强压力感和缺乏社会支持的女性身上，患乳腺癌的风险有9倍的高发率，因此，创造一个爱心网络不仅对健康有帮助，对社会关系的建立也是很好的一个办法。

家庭支持　你可以从朋友或者同事身上得到情感上的支

持，但是相对于家庭来说，他们可能无法达到你的期望，不管怎样，多和家人和朋友的交流一定不是件坏事。

社会支持 朋友是你获得有力的社会支持的来源。由于一些原因，癌症患者从朋友那里得到的支持会相对困难些，因为，有些患者不愿意对外公布自己患上癌症这一消息。在这里我想对这些朋友说，我明白，你不希望使你身边的朋友们感到不舒服，不希望因癌症诊断而改变你的身份，但是，如果你希望生活继续精彩，避免被医学诊断所侵害和避免其他不幸，那么，即使有这些障碍，你也应该放松地去和朋友谈你的情况。在这里我还想和你说的是，和朋友交流时不仅幽默感可以帮助到你，相互敞开心扉和清晰的交谈也会给你更多的支持。你可以直接向朋友提出你的要求，比如，请他们允许你自由地谈你的感受，把患病这一消息告诉谁或者要向谁保密等。

宠物疗法 宠物可以成为舒适感的来源之一，并为我们的生命增加责任感和目标性。多种证据表明，养宠物可以延长生命（Brickel,1980）。

增强你的免疫力

有很多种方法激活自然杀伤细胞的活性，学会怎样使自己开心是最重要的一个解决办法。日本的一项研究表明，音乐疗法被观察到可以增强自然杀伤细胞的活性和数量（Hasegawa et al.，2001）。其他研究也表明，日常的按摩同样可以增加自然杀伤细胞的活性和数量（Ironson et al.，1986）。

生活方式和压力一样都会影响自然杀伤细胞的活性。研究表明，一种健康的生活方式会有明显高质量的自然杀伤细胞和其他免疫细胞活性（Kusska,Kondou & Morimoto,1992）。对生活方式评价的因素包括睡眠时间、锻炼时间、工作时间、心理压力、饮食类型、早餐习惯以及饮酒、吸烟习惯。用确定的抗氧化剂，像氨基酸 N- 乙酰半胱氨酸和维他命 E，某种程度上维他命 C 和活性己糖相关化合物也能够增强自然杀伤细胞的活性（Ferrandez et al.，1999）。另一方面，不良的生活方式，会降低自然杀伤细胞的活性和机体免疫抵抗力（Nair,Kronfol & Schwartz,1990）。切记，咖啡（Ulvik et al.，2008）和糖（Wyshak & Frisch,1994）会消耗如维他命 B 和钙这样的重要的营养资源。

得到养护治疗

正常的压力调节训练有助于机体应对轻微的压力，从而得到快乐（和压力释放）神经传递（内啡肽）的正常进行。你应该有这种体验，开始这种影响可能只是暂时的，但是持续的压力释放训练会让你增强适应新的压力的能力。很多训练方法都是有用的，最好的方法往往来自你自己的交际圈，如来自朋友的推荐或者康复医师的推荐。接下来，重要的一项就是，评估你和训练师之间的关系。可能训练师有很好的声誉，但是如果你认为你和他不能建立起和睦的关系，也就是配合不好的话，就不能有很好的培训。

按摩和结构式疗法 也称作"躯体治疗"，按摩疗法致力于放松和缓解肌肉紧张。采取一些传统的老式方法去重新构建你的机体，加强神经和肌肉之间的联系也是非常有用的。通过反复训练机体习惯的和不舒适的两种模式，来帮助治疗旧伤和慢性问题的方法很多。广为人知的技术有，如罗尔夫结构整合的方法（罗尔夫按摩治疗法），这是一种因针对疼痛感疗效颇佳而闻名的按摩方法，今天，很多人发现这种方法不仅使人很放松，而且还没有被侵扰的感觉（www.rolf.org）；费尔登克莱斯法，这种方法是根据他的创始人默什·费尔登克莱斯命名，费尔登克莱斯经历丰富，物理学家、工程师和武术家的多样身份让他了解到神经系统如何能更好地刺激肌肉组织。治疗初期，其疗效并不显著，但是一个疗程以后效果就非常明显（www.feldenkrais.com）。颅骶骨疗法是一个多样的方法，核心在于对颅骨和脊柱温和的、没有压力的控制感，这种多样的技术是根据整骨术的方法作用于神经系统和肌肉组织（www.bodyenergy.net）。按摩疗法不仅可以使癌症患者放松，增强其免疫力，还可以改善免疫系统的功能以破坏癌细胞（Ironson et al.，1986；Hernandez-Reif et al.，2005）。如果你正经历着癌症治疗，那就和你的医生讨论下是否适合用按摩疗法。

人们经常发现放松肌肉的紧张同样也会释放情绪的紧张，这对于其他的疗法也是一个很有用的补充，一些心理疗法的流派甚至以此为基本原理。按摩疗法也能帮助他们的治疗者缓解情绪上的压力，关键是一定要让你信任的人做，如果你觉得疗效都不错，那就在你需要的情况下寻求更多的帮助。

针灸疗法 针灸疗法是针对疼痛释放很有名的疗法（Patel et al.，1989），针灸也有利于释放压力，这种缓解疼痛的方法是通过针的刺激引起大脑释放机体的自然镇定剂和内啡肽（Clement Jones et al.，1980）。就像本书之前提到的，一些脑部的化学物会诱发一种幸福感，这种幸福感之前是被许多影响所刺激，并被压力所抑制。

针灸疗法会使人受伤吗？当然不会，针灸刺激本身是非常轻微的。针灸针通常像头发一样，并且有一头是非常尖细的，不会产生锋利的感觉。此外，针灸针不是空心的，不会伤到皮肤，且比手术用针小。

生物反馈法 生物反馈法是通过训练大脑减少脑电波以达到平静，恢复最初的状态。它还能检测到压力反应，以便人们在接受治疗的过程中通过训练平静下来，降低兴奋水平。通过充足的训练，人们也可以学会凭借自己的意愿来恢复到最初的状态。

脱敏治疗

经受一次强烈的压力性事件之后，如身体创伤，爱人去世或者失去什么，对你身边发生的小事情压抑你的部分或者大部分情感是很平常的事情，有时候甚至于"麻木"。当大部分压力或者部分压力被压抑了，它仍然会以一种无意识的痛苦呈现，继续日复一日地影响我们的内心感受和身体功能，并且会在幕后操纵我们的行为。实际上，被压抑的情感变成了被掩藏的消极情绪。为了消除这些情绪，我们必须将它们提到我们的意识层面上来，否则，它们就会变成噩梦或者缠人的、扰人记忆的根源。痛苦的记忆永远不会被人忘记，但是你可以通过脱敏使它不再控制你的整个生活。如果你有过痛苦的记忆或者创伤，甚至是幼儿时代的，它就有可能成为对你的生活或命运有控制感的事件。癌症患者，甚至是癌症恢复期的人，都有关于他们诊断的不正常迹象，这些都是不健康的。有时，重新获得你的力量需要一个外在因素的介入——需要一个专家帮助你进入受伤的情绪。如果你能自己进入其中，它们可能就不会再对你产生伤害。如果这些情绪是在意识而非无意识层面，运用一些技术就很容易解决这种问题。

眼动脱敏和再加工处理（EMDR） 当你第一次听到这个词时，一定会觉得眼动脱敏很奇怪，训练师会指导你的眼睛运动，同时用结构式的治疗条约指导你。用这种方法脱敏是在神经系统层面上释放创伤性事件的影响（Davidson & Parker,2001），如果脱敏成功，情绪上的伤害将不会再严重地纠缠着你。2004 年，退伍军人事务部和国防部称"眼动脱敏"为 A 等级，强烈推荐应用于治疗创伤后应激障碍（退伍军人健康管理局和国防部，2004）。一个伊拉克战争的退伍军人，曾经被敌军袭击，并看着自己的战友被杀害，患有严重的创伤后应激障碍，经常惊恐、做噩梦，并且还有闻到烟味，看见血迹的幻觉。经过几个疗程的眼动脱敏治疗，他告诉我，"我不会忘记我所看到的和我所感受到的，但是它们已经不再控制我和操纵我的生活了。"

情感自由技术（EFT） 像眼动脱敏一样，情感自由技术

是在给人一个身体线索的基础上，通过改变紧张的情况对其产
生影响，而所谓的身体线索就是轻轻敲击身上不同的部位。首
先，训练师根据你的特殊问题和需要来制定特定的方案。然后，
治疗师开始详细讲解，同时敲击你身体的不同位置，通常是脸
部、胸膛和手腕。情感自由技术的优点是你可以每天在家里做
这些练习，或者一旦你学会了可以每天做多次。一段时间后，
你可以和你的治疗师检查一下你的情况是否得到了好转，以便
及时调整你的治疗方案。情感自由技术对酗酒、严重的兴奋剂
成瘾者和酒精成瘾者有帮助。

　　机体体验（SE）　生理学家和心理学家彼得·列文（Peter
Levine）针对创伤康复发明了机体体验技术。机体体验使用一
种意识层面的技术，通过机体的感受来帮助创伤者重新体验创
伤和尝试不去回忆，这种技术为将"幸存的能量"发泄出去提
供了途径。治疗一旦发生，人便体会到症状的释放，重新回到
正常的生活中来。这个过程不是催眠，但是很像精神疗法的一
个过程，你通过自己的感受来探究自己记忆中的经历。机体体
验训练师需要完成一项整整 3 年的训练项目，之后才能承担治
疗任务。一般 10 个疗程，即可使有严重创伤经历的患者从衰
弱的情绪中体验到轻松，甚至机体上的症状也可以得到缓解。
机体体验同样对早期创伤有作用，这需要标准的心理治疗结合

长期疗程才会有疗效（Levine,1997）。

完整的呼吸作业　完整的呼吸作业（http://holotropicbreathwork. ning.com & www.holotropic.com）是由特殊的训练师指导你完成情绪释放的过程。你要跟着治疗师完成一系列的深呼吸过程。治疗师指导你通过观察自己的反应，以一种独特的方式进入到你的潜意识层面。人们通常在体验创伤记忆的同时，会伴随着每次的呼吸而得到心灵的释放，大部分人发现这个过程很舒适。稍后，你会感到压力的释放，使你与你自己的症状和感受之间建立了一种新的关系。

自我表露

自我表露对于 C 型人格（严肃、谨慎、循规蹈矩，注意细节和事实）的人是非常重要的，但即使你不是 C 类型人格，表达自己也很重要。如果不表达，你将会远离你理想的舒适水平（Quartana,Laubmeier & Zakowski,2006）。恰当的自我表露是很有用的，例如在你缺乏家庭支持的情况下，一对一的心理治疗效果就比较好。群体支持对你是非常有帮助的，因为即使是家庭和朋友，在你得到了癌症诊断的时候，他们也很难理解你在这种情况下的感受。当你和与你经历一样的人在一起的时候，你会感到更强大的支持，并且通过了解其他人的经历而产生共鸣。

心理治疗 在心理治疗中，有意义的谈话，通常是一个专家针对你的问题（可以是癌症的诊断或者是战争的创伤）而愿意去了解你，理解你。

团体支持治疗 幸福的关键是有真正好的人际关系。早期的研究表明，团体支持治疗可以延长癌症晚期患者的生命；另外的研究表明，即使对患者的生存时间没有改变，也会使其生活质量有所提高（Kogon et al.，1997）。因此，一个运行很好的项目加上一个经验丰富的团体领导可以产生很不一样的治疗效果（Clark,Bostwick & Rummans,2003）。

创造性的表达 创造性地表达自己是有很强的个人倾向性的。写作、绘画、艺术、美术、摄影或者其他艺术的表达可以超出预期的心理满足感。创造性的行为，就像在舞厅跳舞或者现代舞蹈可以给人带来身体上的舒适感和创造性的表达。

最好的治疗方法是发现你自己的特点和激情点。有些人虽然不能通过在舞厅跳舞达到舒适程度，但他可以通过其他的活动达到。任何一种创造性的、情感的发泄都会释放你曾经被压抑的很多东西。

检查一下在你周围环境中什么适合你，也许就是一次展示兴趣的机会，如有的人可在一个提供的小范围的空间里，通过丰富多彩的活动获得身体上的舒适感。事实上，人们可以通过很多途径得到治愈，如在一间不是特别干净的大屋子里"无意识地作画"、野外生存、模特训练（一种自信训练课程，只需一天或者一个周末的训练）、高秋千训练、空中跳伞和空手道训练等。你可以将你能想象到的兴趣、习惯、爱好统统填在你的清单里。

通过写作来进行自我表达

写作对于自我发现、达到个人目标以及培养自己平静的心态都有很好的作用。如果你无法清楚地理解一件事情，或表达有一定的困难时，那就写下你所想要的，因为你很清楚你所想的是什么。写作有它神奇的地方，例如，你可以理解你心里的所想，但是当你写下来的时候，即使你很诚实、很清楚自己的感受，但是落在纸上的东西往往还是会令你很惊讶。写作是一个来自你大脑两侧的表达过程，惊喜应该来自有敏锐洞察力的右脑和能控制语言过滤的左脑。

2008年2月《肿瘤医学》上发表的一项研究（Morgan et al.，2008）称，表达性的写作，包括写下你的深层次的想法和感受，可以改善癌症患者的生活质量。有控制组的实验研究表明，表达性的写作对生理、心理的健康都有帮助（Frisina,Borod & Lepore,2004）。最近的研究（Morgan et al., 2008），在癌症门诊部的休息室中做的实验证实了之前的研究结论。研究者发现，积极地记日记可以影响患者对病的感受和想法。研究者也分析了患者所写的材料内容：通过被确诊为癌症而使他们对人生进行了积极的思考；癌症改变了他们对家庭、精神、工作和未来的看法等都是患者经常写作的内容。其中一个病人写到："不要让我错误下去，癌症不是礼物，但是它让我知道了生命中的礼物是什么。"

清单：情绪压力

情绪和心理上的：	生理上的：
几乎每天都体会到一整天的悲伤情绪	睡眠不足，易醒或者睡眠质量不高
对你感兴趣的活动丧失兴趣	吃很多的糖
丧失性欲	渴望吸烟或者喝酒
感到无助和空虚	便秘
感到紧张和不知所措	疼痛
需要得到解决的麻烦聚集在一起	筋疲力尽，没有力气
充满无意义感	食欲变化
感到羞愧	身体疼痛
烦躁，休息不足	对压力很敏感，生理上有些疼痛
有自杀倾向	
有侵入的想法、记忆，噩梦	

压力累积

选择是否符合自己，符合的填"Y"，不符合的填"N"，选择"Y"的选项举出一个例子：

Y/N_____你经常感到心情不好吗？

Y/N_____你每天都渴望过量的食物、酒和甜品吗？

Y/N_____晚上睡觉的时候是否感到很疲乏，早上起来的时候依旧感到很累？

Y/N_____很容易发怒吗？

Y/N_____你曾经胃痛或者十二指肠溃疡吗？

Y/N_____你曾经患过结肠炎或者憩室炎吗？

Y/N_____过去的一年里你曾经有过汽车事故吗（这条指出两点）？

Y/N_____过去一年里你有过其他事故吗（包括运动受伤）？

创　伤

选择是否符合自己，符合的填"Y"，不符合的填"N"，选择"Y"的选项举出一个例子：

Y/N_____你被诊断为癌症患者吗？

Y/N_____过去的两年里你曾经失去过自己的爱人吗？

Y/N_____你的爱人有过重大的疾病吗？

Y/N_____过去的两年里你离过婚或者和家人分开过吗？

Y/N_____你最近失业了吗？

Y/N_____过去的一年里你做过手术(除了牙科手术)吗？

Y/N_____你参加过战争吗（这条指出五点）？

当压力积累有三点或者创伤中有一项是非常严重的时候，可能你自己就解决不了了，所以你要采取行动了！

学会什么使你快乐

大量研究表明消极的情绪会抑制免疫力，引发炎症（Owen & Steptoe,2003）。所以，我们怎样才能快乐呢？如果说是治疗为了要你快乐，你一定会说"我刚被确诊为癌症，你告诉我要快乐？"为了避免这样的风险，快乐的关键是在你的生活中找到爱，和你爱的人在一起，做你爱做的事情。不管有没有用，都要自我表达、自我治疗，有目标的生活。好的生活习惯是治愈的基础，尤其是在一个压力性事件发生后，积极的态度需要很大的动力。

心理治疗师劳伦斯·勒山（Lawrence LeShan，1999）建议我们在生活中要强调什么是正确的，而不是什么是错误的。当他的事业刚开始时，他按照自己训练过的方法去发现病人的错误，结果发现，这些看似正确的方法，并不能调动免疫系统。因此他改变了方法，去问病人在生活中对什么比较热心、感兴趣，什么是有意义的、感兴趣的目标等，这些促使他们每天早上愿意起来，并且去盼望每一天的到来。这种疗法现在发展成为一种不断探索生活和每天一步一步前进的疗法，在这一治疗的环节中，情绪得以释放，过去的创伤转变为一种积极的因素，即允许病人去寻找他们自己的"歌曲"，并把它唱出来。

第 10 章

心灵愈合

世界上最美丽的东西，看不见也摸不着，要靠心灵去感受。

——海伦·凯勒（Helen Keller）

很久以前，智慧而善良的人们——包括科学家、哲学家、心理学家和精神领袖就开始思考并探讨生命、死亡和精神的意义。当人们面对一份癌症诊断报告时，他们仿佛就知道了自己生命的必然结果——死亡。即使我们明白生命不能永恒，但被迫面对死亡这件事已经超出了日常生活的范围，会让我们一时难以想象和接受。有的人终其一生对生命进行思考，追求精神上的收获；有的人因宗教和坚定的信仰，获得心灵上的舒适。可是，对于大多数人而言，我们似乎无瑕静心思考，也无暇顾及心灵治愈。这一章将会引领我们进入心理与精神的领域，重新审视我们存在的价值和生命的意义。

什么是心灵治愈？

首先，让我们先来熟悉几个重要的术语和定义，这将会有助于我们理解本章后面的内容。在本书中，心灵主要是指精神和思想意识。

什么是精神?

存在的非物质领域中，精神和客观世界的物质和能量是不同的。很多宗教认为，精神就是存在，意识控制物质。唯物主义科学家不同意这样的观点，他们认为物质决定意识，在科学世界中，宇宙被认为是存在于物质和能量之外而又与两者相互联系的。无神论者和不可知论者通常不相信存在着超越死亡的永恒——意识或灵魂。无论大家拥有怎样的信仰体系，是否患有癌症，只要你关注生命的长度和质量，就能从本章中获得一些有用的信息。

什么是思想意识?

思想意识不仅是大脑的活动和意识的思考过程。在传统的东亚文化中——特别是中国和日本，思想意识与"心"是归为一类的。汉字中的"心"（Nelson & Haig, 1997）既代表人体器官——心脏，又指非物质的精神。汉语中的思想和意识就是精神——"心"和声音——"音"两个部分的组合，即"意"（Nelson & Haig, 1997）。这样的构字法是有其道理和根据的。

思想意识并不是现实存在的大脑或心脏，而是它们发出的

"声音"，它们的各种思维活动。那些稳定的"声音"也不是思想意识的全部内容，而是其中的一部分，思想意识还包括那些干扰正常声音的"杂音"。

新的理论提出人体内其实存在 3 个"脑"：控制神经系统的"大脑皮质"——大脑，心血管系统的动力"心脏"——心脑，主管消化系统的"胃肠"——肠脑。它们各自独立的发挥作用，同时相互联系。思想意识是传递在它们之间的信息，受到它们之间的相互作用和外界环境的影响。我们熟悉自己的大脑，但却常常忽视了另外两个"脑"——心脑和肠脑的作用。

心脑

心脏中成千上万的神经细胞与大脑中的神经细胞不断发生着相互作用。在胚胎发展阶段，大脑组织是由心脏组织逐渐发展而来的（Pearsall，2007）。心脏与人们的各种情绪情感体验也密切相关：同情、怜悯、热情和喜悦都是正常状态下内心的语言。心脏与大脑的关系日益成为现代医学研究的关注点之一（Penn & Bakken，2007）。

成立于 1991 年的心理数学组织致力于研究心和思想的含义和关系。这一组织提出"以心为主"的生活就是要依据心与思想的关系来活动，它还开发和测试了一系列应用工具（www.heartmath.org/for-you/solutions-for-stress.html）。心率变异性

（HRV）工具可以用来评估不同系统的压力和协调力。在测查条件下，心率常常是变化的，但在不同条件下的心率变化一般不属于测查范围。心率变异性测查源于心电图（ECG）——通过心电描记器从体表引出多种形式的电位变化的图形。思考、感觉、运动和其他身体活动都会引起心率变化，同时影响大脑对信息的处理。心率变化能影响我们大脑的感觉、意识、情绪和行为过程。当这些活动过程协调和稳定时，我们就会感到健康和幸福。目前已经有客观的方法可以对其进行测查，这种方法的测查标准主要是和谐一致性。协调稳定的平衡状态不仅有利于心理健康，还有利于身体健康，甚至可以延长生命（Dekker et al.，1997）。

南加州大学大脑和创造力研究中心的医生安东尼奥（Antonio）和汉娜·达玛西欧（Hanna Damasio）从神经系统的角度研究人类的情绪情感、决策、记忆和交流沟通。他们发现，情绪情感常常会被患者和医生所忽视。他们重视情绪情感的作用，而不仅是把它们当作大脑的功能。达玛西欧医生发现，情绪情感与生理状态关系密切，并指出意识具有多元层面，有的很难用言语形容。不过，这些不同的意识水平可以通过大脑特定区域自主神经的反应活性来体现（Damasio et al.，2000）。

幽默是心理语言之一。研究幽默的心理学家发现：有时，涉及逻辑的幽默妙语可能会引起大脑的"短路"（Sahakian & Frishman，2007）。还有研究提出，幽默的核心可能是痛苦的体验，特别是心脑的痛苦体验。无论如何，幽默对身体健康都会产生深远的影响。它能减轻压力，提高大脑的内啡素（可以缓解疼痛）水平。把幽默用于医学治疗领域，从而进入大众视野，这都源于诺曼·库辛斯（Norman Cousins）的实践和他出版的《患者疾病解剖》（*Anatomy of an Illness As Perceived by the Patient*）一书（W.W. Norton & Company，1979）。

肠脑

和心脑相比，迈克尔·革顺（Michael Gershon）博士（1998）指出，肠脑（肠）是更加原始和本能的，肠道内存在大量的神经递质，大脑中也存在消化系统的激素。研究者在肠道内发现了对正常睡眠和情绪调节有着重要作用的神经递质 5 - 羟色胺。革顺博士还提出，人体中 95% 的神经递质 5- 羟色胺都存在于肠道内，它们会影响消化系统的功能和大脑神经传导（Michael Gershon，1998）。之所以把肠称作"脑"，因为它可以"独立工作"，而不接受大脑发出的指令。比如：它能够区分"我"和"非我"物质，从而决定在通道中吸收或是消除某些物质。这个选择过程和免疫系统有着密切关系。肠道的化学、生理和电导活动都和大脑神经系统非常相似，因此它又被称作是"腹部的大脑"。

　　肠道（肠脑）也是免疫系统的重要部分，因为免疫系统也能对"我"和"非我"物质进行判断和处理。当我们按照第 4 章介绍的 5 日膳食疗养进行治疗时，遵循肠脑的"信号"和"指导"也是必不可少的。

寻找生命的意义

　　面对生命的危机，人们常常会向上帝和宗教求助。即使没有宗教信仰的人，也可以从自己的生命中发现特殊的意义，使自己的生命更有价值。思考和讨论"我是谁？"和"我要什么？"的问题或许是心理精神治疗的意义。无论是否有宗教信仰，每一个人都需要被周围的人衷心的关爱和悉心的照顾。在任何情况下讨论死亡，都会帮助我们释放压力，更加懂得应该怎样面对自己的生命。法国存在主义哲学家认为，只有勇于面对生命的终点——死亡的人才会更好地生活。为了寻找生命的意义，我们可以问自己："我的生活目标是什么？""在新的一年里我最想达成的愿望是什么？""我理想的生活是怎样的？"等。从治疗的角度看，思考这些问题的过程会对我们的人生产生重大的影响（Laubmeier, Zakowski & Bair，2004）。

濒死体验

当我们面临生死问题的时候，重要的是相信生命会比我们想象的更加强大。从 20 世纪 80 年代以来，开明的宗教领袖和科学家都对濒死体验（NDEs）进行了研究。在意外事故或手术中出现短暂的心跳和呼吸停止，会让人与死亡亲密接触，一段时间后多数人会恢复正常意识，这就是濒死体验。有过濒死体验的人常会有种"死后重生"的感觉，他们不再惧怕死亡，或感受到一种之前没有体验过的责任与义务。现在，越来越多的人报告曾经有过濒死体验，特别是在手术中心脏骤停的患者（van Lommel et al.，2001）。描述这一体验的文学作品也不少，如雷蒙德·穆迪（Raymond Moody）的《再生人》（*Life After Life*），（Jr. Bantam Books, 1981），凯文·威廉姆斯（Kevin Williams）的《莫过于死亡》（*Nothing Better Than Death*），（Xlibris Corporation,2002），伊丽莎白·库伯勒（Elizabeth Kübler-Ross）的《死后的生命》（*On Life After Death*），（Ten Speed Press, 2008）。你还可以在 www.near-death.com 网站上找到更多的书籍。

尽管存在各种各样的濒死体验，但如果不考虑宗教和文化的差异，体验中出现的主题却是惊人的相似。在死亡的那段时间里，体验者感觉从自己的身体里出来，穿过了一条隧道，被一些死去的人带领着，直奔一道"无法言喻"的光，里面似乎蕴藏着自己一生的经历。有时，还会出现一个人告诉体验者"他们死亡的时间还没有到"。接受采访的体验者表示自己的这些经历都是真实可感的。甚至几年以后，他们对濒死体验都记忆犹新，历历在目，不是做梦，而是现实的一部分，仍影响他们的日常生活。

关于濒死体验的研究众说纷纭，不过从中我们至少可以了解到一点——用更豁达的态度面对生死。当我们从更深远的现实和更广阔的宇宙角度来思考自己的生命时，或许生命也就具有了更真实和更深刻的意义。

思考与冥想

通过思考与冥想，我们可以对当下的生活感到更有信心和能力。在西方国家，每天都有成千上万的人会进行思考与冥想，而在其他国家，这个数字可能还会更多。思考与冥想的方法各式各样，有的传统，有的现代，还有的是二者结合。但是它们都有一个共同点，那就是"内观"，通过观察思维的过程了解自己，而不是参与其中，也被称作"真言"（或咒语），是在心理空间的随即思考。从思维的"外面"观察它们，我们可以感受到另一个自我，因为一个是"观察者"，另一个是"被观察者"。"观察者"处在当下，能够对各种思维活动进行观察，这与亲身经历是大为不同的。为什么思考和冥想至关重要呢？这在东西方的宗教里都能找到相关的实践活动。因为当下是真实存在的，我们需要集中注意力，关注当下，寻找生活的真正意义，思考各种存在的价值，活在真实的现实世界中。如果我们的生活偏离了当下，时间关系的偏差就会使人缺乏现实感，甚至引发更多的心理问题。

悲伤　悲伤是我们对过去痛苦经历的情绪体验。我们悲伤，因为我们的失去——失去了物品、失去了机遇、失去了亲人。我们会为自己做过的伤害别人的事而感到悲伤，也会为别人做过的伤害我们的事而感到悲伤。那些已经发生的悲剧以及可能会发生的悲剧，都能让我们感到伤心难过。

恐惧　恐惧常常是因为周围有太多不可预知的因素，让我们担心不可确定的未来。也许你会觉得使自己恐惧的是实实在在的东西，不过它们都源于未知。世界的变化本质，也许我们现在是不得而知的。如果生病了，我们还会惧怕面对痛苦。只有拥有强大的心理能力和丰富的人生阅历，我们才能勇敢地面对恐惧——无论恐惧来自物品、机遇、他人甚至自我的丧失。害怕孤单，事实上，这是因为我们害怕独自面对死亡，有时我们需要自己独立解决问题而不是求助于人。惧怕亲人的离去，特别是配偶和子女，是因为我们觉得自己应该保护和照顾他（她）们，这是一种本能。担心未完成的工作，是因为我们意识到自己的目标还没有达成。给予我们珍爱的人最好的礼物就是爱，表达自己对他（她）们的爱，与他（她）们一同分享。如果没有足够长的时间，那么就保证有足够"质量"的时间——和他（她）们一起度过，即使只是在一起度过一段普通平凡的经历也是非常值得的，因为这能让他（她）们体会你的爱。当我们处在一个充满爱的环境中，每个人生命的长度都可能会增加，即使没有额外的奖励（更长的生存时间），我们也增加了生命的宽度。

痛苦 治疗痛苦的方法就是寻找我们活在当下的意义以及思考过去和未来的关系——这也是我们冥想的原因。活在当下，这时的际遇，这时的感觉，都和我们的生命紧密连接。过去的已然过去，未来的还未来到，我们能够把握的只有当下。选择宽恕过去、选择重建未来、选择更好的活在当下，这都会有助于我们解决痛苦的问题。

改变未来　如果我们相信当下可以对未来产生影响，那么我们与未来的关系就具有可预见性和创造性。正如很多作家和演说家所说，对未来的可预见性能创造成功。《圣经》有言：信心是"实现愿望的保证"和"梦想存在的证据"。信心不只是信仰，它还体现了可预见性和创造性。信仰也许会因宗教文化的差异而变化，但信心不会，信心即力量。

冥想的益处

除了可以开阔视野并减少痛苦外，冥想对我们的有益之处还很多，包括：减轻压力、提高免疫力、增强身体的康复能力。

冥想与减轻压力

大量的科学研究文献表明，冥想让人身体更健康，精神更愉快，甚至还可以改善大脑结构，延长生命。科学实验已经证实，冥想能够有效地减轻压力，因为冥想可以减缓大脑 α 波的活动状态，这会让人感到平静和安宁。各个位置的脑电波在人冥想时都会变得更和谐，而这种和谐最终会扩展到日常生活中的每一天（Lutz et al., 2004）。

研究发现，即使是对冥想的初学者而言，冥想也会有助于他们减慢心跳和呼吸频率，降低血压，改善血液循环系统，提高睡眠质量，减少焦虑和抑郁症状，增加治疗和康复效果，减轻慢性疼痛等（Grossman et al., 2004）。还有研究发现，癌症患者通常会比常人承受更大的压力，冥想对他们同样也是行之有效的（Carlson et al., 2004）。

冥想与免疫力

免疫系统、神经系统、消化系统、大脑和血细胞之间都是紧密相连的。心理神经免疫学，是一个结合心理学、神经学、免疫学和其他生理学为一体的新兴学科，它研究精神和身体的关系。根据心理神经免疫学的一项最新研究（Pert, 1999）显示，免疫系统和大脑之间常常存在信息交换。冥想的作用之一就是增强自然杀伤细胞的活性，从而增加人体的免疫力（Witek-Janusek et al., 2008）。冥想还可以降低神经系统的活性，改变大脑分泌的化学物质，从而减少某些炎症物质的产生。美国埃默里大学医学院的研究人员发现，冥想能影响体内产生炎症的生理机制（Pace et al., 2006）。

冥想与康复

澳大利亚的伊恩·高勒（Ian Gawler）确信冥想可以创造康复的奇迹。高勒是一名晚期骨癌患者，肿瘤已经在他体内扩散，造成胸部和骨盆的骨骼畸形。癌症几乎深入到了他的身体组织，他的右腿也因癌症而被切除。他使用传统方法治疗了一年，但是仍然没有控制住肿瘤的发展。

肿瘤的扩散，伴随着"来势汹汹"的癌症治疗的不良反应，最后，用尽浑身解数的高勒对自己的康复几乎感到绝望了。后来，他重新设计康复计划，引入冥想（每天3次，每次1小时），放松身心，积极思考，严格控制饮食和营养保健品，当然还有心理精神康复治疗。这样坚持数月后，他的主治医生看到了明显的变化。癌症依然存在，可是，他还活着，而且生活质量也得到了提高。又经过了几个月的冥想疗程，他的骨癌竟然开始慢慢消失，直到完全不见踪影！

时至今日（2009年），高勒依旧好好地活着，甚至到世界各地旅行，与癌症患者交流康复经验（www.gawler.org）。他的故事还被整理成书出版，名为《你可以战胜癌症：预防和控制》（*You Can Conquer Cancer: Prevention and Management*），（Michelle Anderson Publishing，2005），书里解释了基于文化和精神的人生哲学。他"异于常人"的经历还被《澳大利亚医学》（*Medical Journal of Australia*）刊载（Meares，1978）。

怎样冥想

冥想的方法多种多样：有的需要系统的学习，有的只是祈祷、咒语的一部分，还有的是一种技术，或是结合其他技术变化衍生出的方法。有的方法比较放松，而有的方法比较严格。这取决于自己的实际情况和选择。如果你想选择结构严谨的方法，那么建议你最好找到一位冥想老师或是参加一个定期举行活动的团体。

推荐的冥想类型

冥想的两个主要类型 超脱静坐（TM）和正念减压法（MBSR），是大量科学研究的主题。早在 20 世纪 70 年代，人们就开始研究超脱静坐（Paul-Labrador et al.，2006）。正念减压法是一种基于无意识的减轻患者压力的治疗方法，其中 80% 都是冥想（Speca et al.，2000）。

超脱静坐法 从 20 世纪 70 年代早期开始，在美国参加超脱静坐的人数迅速增加。超过 600 个科学研究证实该方法的安全性和有效性。目前，世界性的超脱静坐组织已经成立，培训项目遍及全美。该方法简单易学，效果立竿见影（www.tm.org）。

正念减压法 通过美国麻省州立大学医学院（UMASS）

的研究和发展，该方法已经在美国越来越多的医疗中心得到运用，英国也批准该方法可以运用于慢性抑郁症的治疗。美国麻省州立大学医学院的卡巴特·辛（Kaba-Zinn）博士发现，该方法有利于减轻慢性疾病患者的心理压力（www.umassmed.edu/Content.aspx?id=41254&LinkIdentifier=id）。

内观冥想法　内观法起源于佛教，内观冥想法中心（www.dhamma.org）规定了严格的训练项目和活动（每10天1次）。内观的意思是"看清事物的本来面目"。尽管该方法起源于佛教，但它是一项没有涉及宗教的治疗方法，目的在于"净化心灵"。

参加一个有组织的冥想活动的好处显而易见：所有参加者和指导老师对你的支持——这是取之不尽用之不竭的资源，具有不可估量的价值。但是，也许对多数人而言，这同时意味着更多时间和金钱的投入。如果患有危及生命的疾病，而参加冥想活动会提高患者的生活质量并延长生命。那么，建议患者反问自己，冥想对自己是不是真的很重要，并对自己作出的承诺负责。

简易冥想练习

美国杜克大学的研究人员希望找到一种简单易行的冥想练习方法，因此他们进行"减轻压力研究"。该研究的目的不仅是简化冥想练习，还去除了冥想中一些不必要的宗教元素，因为有些参加冥想练习的人可能不同意一些宗教观点。研究人员设计了一套简易快捷的冥想练习技术，包括要求练习者选择一个声音、一组单词或短语，作为自己练习冥想的咒语。然后，要求练习者闭眼静坐，重复自己的咒语 15~20 分钟，每天两次。最后，静静坐着休息 1~2 分钟后，恢复正常活动。练习者在 3 个月中参加了 4 次为期 1 小时的训练课程，并每月接受压力测试。结果显示，在与压力显著相关的几个负性情绪参数水平上——如愤怒、恐惧、抑郁、焦虑、敌对、偏执，甚至疲劳乏力，练习者所得分数比最初的分数下降了 40% 之多。研究还发现，更高频率的冥想练习可以带来更好的康复效果（Lane, Seskevich & Pieper，2007）。

超简易冥想练习

首先，使用美国杜克大学"减轻压力研究"的方法，选择一个声音、一组单词或短语作为自己冥想的咒语，集中精神，闭眼静坐，沉思 3 分钟。然后，把注意力集中在自己的体验上，体会自己的感受，而不是刻意要求自己进入冥想状态，也不用强行控制自己的一举一动。练习者可能会发现，这样的冥想随着时间的增长，收到效果越来越好。

索甲·仁波切（Sogyal Rinpoche）的《西藏生死书》（*The Tibetan Book of Living and Dying*）（1992）中提出了很多实用

的冥想练习建议。仁波切信奉藏传佛教，不过，他在书中鼓励冥想练习者找到一套适合自己的练习方法。如果练习者想改善自己的冥想方法，仁波切主张以行动寻找体验，在练习实践中不断学习和提高。对于初学者，冥想的咒语其实不是特别重要，关键的是体验"内观式"呼吸——闭上双眼，放松身体，观察和感受自己的吸气和呼气，静静地体会每一次呼吸，不要尝试控制它们，只是观察和感受。这样坚持 10 分钟，练习者就会感到轻松和平静，甚至还有一丝喜悦和欣慰。如果冥想时注意力没有集中，那也不代表练习者做错了。这就好像汽车的方向盘，即使会有向左或向右的偏移转动，汽车最终也总是在道路的中间行驶。意识到自己的注意力不集中，表示你对冥想可能有自己的想法，那就观察和感受这些想法和体验。

信仰基督教

基督教中冥想的基础来自《圣经》，其中，冥想被提及了 20 次，如"他喜爱上帝的律法，他对此彻夜冥想"（Psalm 1:2）。《圣经》倡导人们要追随上帝之意。在《标杆人生》（*The Purpose Driven Life*）一书中，作者华理克·沃伦（Rick Warren）把冥想比作静心思考。他提出"祈祷是让你与上帝对话，冥想是让上帝与你对话"（2002, 91），《圣经》会给冥想者带去惊喜。

基督教中冥想的形式主要是诵读圣言，意味着"神圣的阅读"。以前，诵读圣言这一形式常常被用在宗教仪式上，现在已经得到了更广泛的普及。这是内化阅读的方法，首先是阅读（诵读），然后是静坐（打坐），接着是祈祷（祷告）和沉思（思考）。主要任务是：第一阶段，寻找一条道路（一种方法），并把它朗读出来；第二阶段，在头脑中对这些文字作出反应；第三阶段，可以与上帝对话，让他揭示这些文字的寓意；第四阶段，把这些寓意"消化吸收"，内化为自己的意义。

为了"保持平静"，冥想是基督教中祈祷者和静坐者的传统练习方法。基督教祈祷者中一个关于冥想的例子是：希腊阿多斯圣山上的祈祷者常常重复使用一组短语"万能的主啊，上帝之子，请宽恕和怜悯我吧"；另一种版本是"万能的主啊，请宽恕和怜悯我的灵魂吧"。祈祷者每天起床都要重复这些短语，直到它们内化成为一种习惯。

如果需要进一步了解基督教中关于冥想练习的相关信息，可以登录国际基督教冥想组织（The World Community for Christian Meditation）的官网 www.wccm.org。

整合祷告与冥想　其实，祷告与冥想之间的区别并不大。对于有宗教信仰的人，祷告也许会成为他们生活的一个部分。冥想可以加强祷告的体验和感受。如果你读过宗教中那些理解灵魂和深入灵性思考的书籍，可能你会好奇他们是怎样进行深层的理解和思考的。实际上，方法是从深刻的冥想出发，源自内心深处的祷告。

没有宗教信仰的人应该怎样祷告呢？也许你没有祷告的习惯，也许你冥想只是为了放松身心。如果想达到祷告者那样的冥想水平，那么请你用心脑来冥想。这时的冥想，即使不一定是宗教中神圣的体验，它也是内心深处的真实感受，这能让人更深刻地体会自我。

冥想练习的发展与变化

随着社会的发展与进步，除了传统的冥想方法，出现了多种多样的其他冥想方法。现代科技——如生物反馈技术——为我们提供了可以与脑电波同步的反馈技术。生物反馈技术让我们通过可视化的方式更深入地了解自己，认识什么因素能引起脑电波的变化。比如：光亮和声音可以引起 α 波脑电波的变化，运用生物反馈技术，我们能通过波形符号更容易地研究这些变化。

脑电波检测时，同步使用耳机播放含有高频率声音的音乐，左右两边有细微的区别。人耳不一定可以识别这种细微的频率差别，但是，在生物反馈技术的脑电波信号（频率为8~12次／秒）

中，我们可以看到左右耳机播放音乐的区别。

另一种冥想方法的变化是可视化技术。它可以帮助人们制订计划，还可以用于设计康复方案。欧·卡尔·西门同（O. Carl Simonton）博士在他的《再次康复》（*Getting Well Again*）一书中提出，针对癌症患者的康复可以运用可视化技术的方法（Simonton, Matthews-Simonton & Creighton，1992; available at www.simontoncenter.com）。患者可以使用可视化技术看到体内的白细胞（特别是自然杀伤细胞）摧毁肿瘤细胞，想象越来越多的活性白细胞在体内摧毁有毒细胞、肿瘤细胞和其他有毒微生物。患者因为曾经看见过体内细胞，所以能更生动形象地想象吞噬细胞的场景。研究证实，这种可视化冥想方法对癌症患者的治疗取得了良好的效果（Simonton, Matthews-Simonton & Sparks，1980）。

运动的冥想：瑜伽、太极、气功和其他武术

正如第 8 章所说，20 世纪 60 年代以来，很多源于东亚的冥想方法开始传到西方，在世界各地推广和普及。瑜伽是一种通过提升意识，帮助人们充分发挥潜能的运动。瑜伽运用古老而易于掌握的方法，提高人们生理、心理、情感和精神方面的能力，是一种达到身体、心灵与精神和谐统一的冥想方法。太极和气功也是两种运动的冥想方法，太极是很多武术的基础。太极和气功都是以呼吸、身体活动和意识的调整为手段，以强身健体、防病治病、健身延年、开发潜能为目的的身心锻炼方法。气功中的"气"不仅和空气、呼吸有着紧密联系，还和梵文中的"能量"、希腊文中的"元气"类似，都强调了对呼吸的控制。

武术是一种非常有用的康复方法。很多习武者通过练武来整合自己的生理、心理、情感和精神状态。练习武术的人不一定都是所谓的"好斗型"的人，但通过练习武术，我们可以增加心理能量，战胜内心的恐惧。

案 例

G.J.（女），电子公司电路设计师，40岁时被确诊患有恶性黑色素瘤。尽管已经通过手术切除，但她依然非常担心，因为她的父亲和4个姐妹都死于癌症。在电子公司工作以前，她曾是一名艺术院校的学生。后来，她发现绘画可以让自己身心愉悦。直到从公司辞职，搬到城外以前，她都没有使用特别的食谱和任何营养保健品。她对死亡和临近死亡都感到莫大的恐惧，于是，她向一位主张自然疗法的美国治疗师求助。治疗师建议她和临近死亡的人一起生活。她遵循治疗师的建议，开始接触养老院里那些身体虚弱，但精神矍铄、充满活力的老人。她为老人作画，与老人交流，逐渐敞开心扉，对死亡的恐惧也慢慢消除。现在，25 年过去了，她仍然没有使用什么特殊的康复方法，但是却生活得更有质量。

视觉任务

视觉任务对祷告者和冥想者都是一种内在强化练习。视觉任务加强了人们与外在世界和内在自我的沟通交流，目的是摒弃肤浅的外在表象，寻求自己内心的需要。"耶稣禁食"的故事就是一个著名的视觉任务的例子。耶稣被囚禁在山顶上，面对各种食物的诱惑，他坚持禁食超过 40 天。无论面对怎样的诱惑，特别是视觉任务时，我们不仅可以考验自己的意志，还能把不利条件转化为强大动力，开发自身潜力。

我们也可以自己设计视觉任务，如钓鱼旅行和野外郊游可以成为视觉任务。至关重要的因素是独处，还有与自然的交流。传统文化中——特别是部落文化，强调持戒苦修，如禁食和守夜都是历练之一。不过时至今日，视觉任务变得多种多样，不一定必须是苦修。只要有利于身心健康，监控性的视觉任务和野外拓展训练都是可行的。

心理精神健康评估

以下描述符合自身情况选择"Y"，不符合选择"N"。最后计算选择"Y"的总数，1个"Y"记1分：

Y 或 N_____你是否喜欢自己现在的工作？

Y 或 N_____你是否每周有一定的娱乐休闲时间？

Y 或 N_____你是否对自己现在的人际关系感到满意？

Y 或 N_____你是否有自己的宗教信仰和相关练习？

_____你会把多少时间用在内在的深入思考活动（如：冥想、祷告和相关志愿服务）上？（如果平均每周累计时间在两小时以上，记1分）

如果得分在2分或2分以上，目前你可能还不需要专注于提高自己的心理精神健康水平，除非有医学诊断证实你还有其他危及生命的疾病。如果得分不到2分，或是患有危及生命的疾病，建议参加心理精神康复的活动，寻求相关专家和组织的支持。

第 11 章

症状及其缓解

　　这一章主要针对接受传统常规治疗方法，如化疗、放疗和手术治疗的癌症患者，他们的症状在某些情况下会变得更加严重，其中也会有一些患者因为症状得不到有效缓解而不得不放弃治疗。一般情况下，如果患者的主治医生对使用营养保健品和自然疗法持反对意见，他们会主张患者在治疗期间不食用任何营养保健品，也会有一些肿瘤医生不把患者的饮食作为治疗的一部分，尽管一份"健康的食谱"和一种"良好的饮食习惯"对患者很重要。在不同的治疗中，解毒和排毒对于患者来说都是可以尝试的，如，健康食品的使用和良好饮食习惯的养成，以及那些有助于康复的营养保健品的使用。本书第 6 章推荐的营养保健品基本都是食品，即使有的包装在胶囊或纸袋中，它们也都是天然食品。如：依诺金（天然菌类植物）、蛋白水解酶（菠萝酶、木瓜酶和胰酶）、维麦康（加工小麦胚芽）和其他食品。

　　3 种传统常规治疗方法都有一定的副作用，特别是化疗，其最常见的副作用是恶心和呕吐。我们常常将恶心和呕吐分为两类：早期和晚期。药物对控制早期的恶心和呕吐症状效果较好，而晚期的恶心和呕吐症状则很难控制。

恶心和呕吐

至少有两个原因引起恶心和呕吐：第一个原因是黏膜炎所致，主要是消化道黏膜炎症及神经系统的信号传导所致。第二个原因主要是大脑中信号传导所致。我们可以尝试通过多种途径来缓解症状，以下是几个一般性的建议：

每天少食多餐。

避免消化液稀释，不要同时饮水和进食。

避免油腻食品，多食煮或炖的新鲜蔬菜、水果、谷物和蛋白质。

避免油烟，远离煮或炖食物的房间。

避免偏食，从而防止偏好食品和症状之间建立联系。

下午 6 点以后避免食用蛋白质食品。

避免食用糖类食品，如果需要甜味作料，建议使用麦芽、大米、花蜜和甜菊。

正餐间饮水时，注意水温适合个人身体的需要。凉热可根据自己的实际情况而定。

餐后休息，建议保持身体直立，而不要平躺。

吸烟会引起恶心和呕吐，为了更好地治疗，建议戒烟。

虽然大量的研究已经证实吸烟致癌，但是短期吸烟有时会有利于消除化疗的副作用（Machado Rocha et al.，2008）。如果患者有吸烟习惯或需要靠吸烟来缓解症状，务必考虑和肿瘤治疗医生沟通，听取专业人员的建议。

如果患者出现以下情况之一，请务必与患者的主治医生及时联系，如，恶心和呕吐症状已经严重影响到饮水和进食，对止吐药物和治疗没有反应或对止吐药物有严重不良反应，24 小时之内呕吐次数超过 5 次并感到肠胃胀气和疼痛等。

使用中草药和相关营养保健品对控制恶心和呕吐非常有效，因其能保证患者顺利吞咽药片和胶囊。少量饮用龙胆草提取物（随后会详细介绍），建议剂量为 1~5 滴，也可以控制呕吐。这里要强调的是，患者在恶心和呕吐时一定要避免饮酒。

安全有效的食疗止吐

生姜　研究证实，生姜对于多种恶心和呕吐症状具有较好的治疗效果，而且姜汤的效果好于生姜药剂或胶囊（Bone et al.，1990）。研究发现，蛋白质食品搭配生姜有利于治疗晚期的恶心和呕吐症状，这对不少出现难以治疗的晚期症状的患者而言，无疑是个好消息。当然使用生姜治疗，自然会减少止吐药物的剂量（Levine et al.，2006）。

解甘草甜素（甘草甜素）（DGL） 它是一种纯天然的甜味剂，从甘草中提取，即使患者的肠胃非常敏感，也可以消化和吸收甘草甜素。甘草甜素常被用于治疗胃溃疡，它也能缓解因黏膜炎引起的多种不适感（Morgan et al.，1982）。

葛根（kuzu） 营养丰富的葛根（日本竹芋）就像白色的小石头，我们可以把它溶于冷水中然后加热，直到它变得厚实和纹路清晰后再停止加热，等它冷却以后饮用。在日本，人们常常会加一点生姜末和葛根一起食用。

丁香油 在任何一家药店里，我们都可以找到丁香油，可以用来缓解一些肠胃不适症状。五香粉（一种调料）和丁香一样，含有丁香油酚（丁香酸），对缓解化疗引起的恶心症状十分有效。丁香油酚能引起局部麻木，也常被牙医用作止痛剂，它还含有抗菌（Li et al.，2005）和抗真菌成分（Chami et al.，2005）。

洋甘菊 具有良好的镇静作用，洋甘菊泡茶可以缓解神经性恶心和呕吐症状。

瑞典药酒 这是一种对治疗消化系统疾病和缓解肠胃不适

症状非常有效的方法，少量服用会使患者的恶心和呕吐症状得到明显改善。

龙胆草 这是一种缓解消化系统症状的经典中草药，哪怕只是一滴，患者使用后也会感到大有不同。尽管龙胆草苦味重，但不少患者服用后能感到苦中带甜。一般情况下，患者适合使用龙胆草的剂量为 5 滴左右。

滑榆树 滑榆树能有效治疗胃溃疡，也是一种缓解消化系统症状的经典中草药。如果患者的肠胃非常敏感，可以使用滑榆树的干草药。

穴位按压法 有的患者发现通过按压"止吐点"（止吐穴位）可以有效缓解恶心和呕吐症状。我们将一只手（右手）的 3 个手指头并拢，把 3 个手指头中的无名指，放在另一只手（左手）的腕横纹上，这时，右手食指和左手手腕交叉点的中点，就是止吐穴位。相反，我们也可以用相同方法找到右手的止吐穴位，而且，某一只手的穴位可能比另一只手的穴位对恶心和呕吐症状的缓解有更明显的效果。

脱水症状

呕吐、腹泻等症状都可以引起身体脱水。脱水症状的主要表现是：排尿量减少、尿色变深、口干舌燥、嘴唇和皮肤干裂、眼球干涩、吞咽困难、头晕目眩（特别是在站立时）、心跳加快或心律不齐，甚至晕倒。最直接的治疗方法就是饮水，如果连饮水都出现吞咽困难，那么建议在嘴里含一小块儿冰。每隔15分钟，少量饮水（哪怕只是喝几口水）一次。过滤水和蒸馏水会更有利于身体吸收，从而缓解脱水症状。如果可以饮水，电解质饮料也是不错的选择，可以加快体内的液体补给。如果患者长期出现脱水症状，建议去诊所和医院，向医生求助，如考虑尝试静脉注射。

如果患者持续呕吐，及时补充电解质和防止身体脱水是非常必要的。选择海盐调味的蔬菜、海洋产品的味噌都是不错的方法。特别提示，味噌是源于日本的调味品，营养丰富，富含人体需要的益生菌、电解质和酶。它可以加入热水中，但无需煮沸。作为世界上最好的调味品之一，味噌有利于滋补身体和治愈疾病。

反酸症状

反酸是指胃内食物经过食管反流到达口腔和咽部，口腔感觉到出现酸性物质。反酸会引起消化系统不适、吞咽困难和其他呼吸道症状。有时，患者可能需要服用碱化剂来缓解反酸症状。一些植物性抗炎物质对降低酸性也有帮助，如诺丽（诺丽是一种富含抗炎酶的热带水果）果汁。众所周知，有助于胃肠疾病治疗的维生素U存在于卷心菜、甘蓝和白菜等绿色蔬菜内，可以有效缓解反酸症状。用它们榨汁（Cheney，1949）也同样有利于健康。卷心菜汁被欧洲人作为治疗胃溃疡的传统良方。瑞典苦酒也有助于缓解反酸症状。

便秘症状

如果出现便秘症状，那么会不会是患者饮水量不当呢？建议多次而每次少量的饮水，确保摄入了足够的水果和纤维，西梅汁通常对患者有一定的疗效。另外，慎用药效强的泻药。有的患者使用芦荟——这也是一种得到研究证实的安全可行的方法，有利于提高免疫力。亚麻籽也是不错的选择，因为它含有木脂体（裂环烯醚萜苷），能有效预防癌症（Thompson et al.，2005），同时，亚麻籽还富含 ω-3（omega-3）脂肪酸。针灸医生和中草药医生常常把亚麻籽碾碎后做成药物配方用于治疗慢性便秘。当然，患者在市面上也可以购买到其他一些亚麻籽药物制剂。如果患者在便秘持续期间，同时感到疼痛、肿胀、恶心和呕吐症状加强，那么，务必及时与医生联系。

腹泻症状

化疗、放疗和手术都可能引发腹泻症状，特别是针对腹部的治疗，有时骨髓移植也会出现腹泻。有的癌症自身也会引起腹泻，特别是结肠癌、胰腺癌、肝癌、胆囊癌和淋巴癌。如果患者持续腹泻，出现脱水症状，伴随持续血便、高烧和痉挛，那么，务必及时联系专业人员。焦虑、压力、药物和食品过敏（如对抗生素或乳制品过敏）都可能引起腹泻。甜味食品中的添加剂——山梨醇也会引起腹泻。避免摄入油腻和油炸食品，尽量多吃清淡少油的食品更有利于身体健康。香蕉、长角豆粉也有助于缓解腹泻症状。在民间，还流传着"煮甜薯和煮蓝梅可以治疗腹泻"的说法。嗜酸性乳酸菌也有助于缓解腹泻，保护消化道中的益生菌，低纤维食品，如：米饭和蔬菜，富含钾元素，可以缓解食品过敏症状。虽然西医也有药物治疗药物、食品过敏，不过，中医的方法可能更加安全有效。

便秘与腹泻交替

如果患者出现便秘与腹泻交替症状，建议联系医生和专业人员。目前，无论中医、西医和营养学家，都有应对这种情况的一系列安全有效的方法。

消化不良

双歧杆菌和酵母菌都富含益生菌，有利于缓解消化系统症状，保持消化系统的健康。氨基酸谷氨酰胺可以滋养消化道。消化酶也有助于缓解消化不良和暴饮暴食症状。

（黏膜炎引起的）口腔和咽喉疼痛

化疗和放疗的对患者头部常见的副作用是引起黏膜炎，通常在患者接受治疗 3~7 天后出现。在口腔中常常会形成溃疡，造成患者发声困难。有时，消化道中的黏膜炎会引发恶心、呕吐、便秘和腹泻症状。在化疗同时，建议患者服用维生素 E（混合生育酚）可以提高治疗效果，预防黏膜炎（Ferreira et al., 2004）。美国华盛顿退伍军人管理医学中心的一项研究发现，使用维生素 E 油（每立方厘米 400 国际单位（IU））擦拭患者颈部的皮肤，可以有效地预防炎症和溃疡（Wadleigh et al., 1992）。以前患者使用固醇类药物治疗此类症状，但是固醇类药物会降低肠胃敏感性和身体免疫力。

脱　发

如果患者出现脱发症状，可以和医生商讨，是否使用"冷帽技术"。"冷帽技术"是指在化疗之前或之后对头皮进行冷却。冷却头皮可以抑制血液循环，从而控制药物进入头皮毛囊。"冷帽"类型多样，可以根据患者临床的需要进行选择。通常在化疗前 15 分钟带上"冷帽"，在化疗结束后 2 小时取下。它可以有效地缓解多种化疗药物引起的脱发症状（Grevelman and Breed,2005）。《英国医学研究新进展》发表的一篇文章表明维生素 E 能缓解化疗引起的脱发（Wood, 1985）。当我在日本时，观察到在当地的医疗机构中，有的癌症患者服用依诺金后并没有出现脱发症状。

体重下降和营养不良

有时体重下降不仅减肥（减掉脂肪），还会减少体内的营养物质，使身体更虚弱，甚至导致癌症患者的死亡率提高 20%（Muscaritoli et al., 2006）。脂肪、肌肉和平滑肌等共同构成了人体内的器官、组织和外膜，它们的缺失都可能引起不良后果。早在 30 多年之前，联氨酸盐类药物就开始被用于治疗体重下降和营养不良症状。不过，在美国，它的使用一直备受争议。有的研究证实，它可以提高患者的生活质量；而有的研究则表明，它对患者康复几乎没有作用（国家癌症研究协会，2008）。对于出现第二种结果（即联氨酸盐类药物对患者康复几乎没有作用）的批评者提出，因为研究是在患者使用镇静剂、巴比妥酸盐和酒精的同时进行的——研究中 94% 的患者正在使用至少一种以上的药物，药物之间存在相互作用，所以才会得出联氨酸盐类药物无效的结果。在欧洲、加拿大和俄罗斯的相关研究中，联氨酸盐类药物的有效率高达 60%~70% （Filov et al.，1995）。还有一些研究——包括一项美国的研究，证实联氨酸盐类药物可以在一定程度上缓解肿瘤症状（Chlebowski et al.，1990）。联氨酸盐是一种单胺抗氧化抑制剂（单胺抑制剂可以保护神经系统，抑制单胺类物质对神经递质的损害，如多巴胺和去甲肾上腺素。使用单胺抑制剂要求患者严格控制饮食，以免引起不良反应）。有的药物和食品会使单胺抑制剂的活性下降，如抗组胺、阿片类药物、维生素 B6、维生素 C 和含有酪胺的食品(如红酒、奶酪和其他类似食品)。患者食用果汁(如芒果汁和石榴汁)和其他营养保健品可以促进药物吸收。但是，在和医生沟通得到专业建议之前，患者千万不要自行使用联氨酸盐类药物缓解体重下降和营养不良症状。

虚弱和疲劳乏力

食用果汁可以补充活力（详见本章后面的基本治疗和恢复

协议）。运动和锻炼对缓解虚弱和疲劳乏力的症状也是必不可少的。对于身体非常虚弱的癌症患者，人参是不错的选择。另外一种中草药——黄芪，也有利于缓解症状。辅酶 Q10 则可以在短时间内发挥显著作用。为了恢复健康和活力，建议患者每天可以服用至少 60 毫克的辅酶 Q10。此外，溶解在大米、坚果牛奶（不包括豆浆）中的水解乳清蛋白以及维生素 E（包括琥珀酸盐或混合维生素 E）都有助于身体恢复健康和活力。

性欲低下

许多癌症患者在治疗过程中会出现性欲低下症状。不过幸运的是，有时人参等一些中国和印度的传统草药可以缓解此症状。研究证实，运动和锻炼也可以提高性功能（Penedo & Dahn，2005）。凯格尔练习可以锻炼腹股沟肌肉，改善某些女性性功能障碍。男性和女性的脱氢表雄酮（DHEA）激素水平下降会引起性功能障碍，但是，医生建议乳腺癌、子宫癌和前列腺癌患者服用脱氢表雄酮和睾丸素（Kaaks et al.，2005）。但是脱氢表雄酮不适用于肝癌患者。性功能的教育指导课程可以帮助一些患者，同时，有减压功效的针灸和按摩也可提高患者的幸福感，帮助患者恢复性功能。

免疫功能下降

化疗和放疗都会对骨髓、血液和淋巴产生副作用，从而降低人体免疫力。正接受化疗和放疗的患者一旦感染就会有生命危险。以下是一些有助于提高免疫力的营养保健品：

依诺金 有助于缓解很多因化疗引起的症状，增强自然杀伤细胞的活性，预防白细胞（白血球）数量减少和贫血，保护骨髓，从而有利于体内生成红细胞和白细胞（Won，2002）（详见本书第 6 章）。

烷基甘油（Alkylglycerols） 属于脂肪类物质，也被称为醚脂，通常来自鲨鱼的鱼肝油（确定不含多氯联苯（PCBs）物质）。母乳中也含有烷基甘油（牛乳中较少）。它可以强化骨骼功能，防止红细胞减少（贫血）和血小板减少（Pugliese et al.，1998）。

南非醉茄（Ashwagandha） 属于印度传统草药，可以保护骨髓，防止血小板减少（Davis and Kuttan，1998）。

维麦康 可以防止白细胞（白血球）数量减少，有助于免疫系统检测和消除肿瘤细胞（详见本书第 6 章）。

黄芪 可以防止白细胞（白血球）数量减少（详见本书第 6 章）。

水解乳清蛋白 有效缓解贫血和疲劳症状，刺激体内谷胱甘肽（有助于解毒排毒的氨基酸）的生成。

肝浸粉（Liver extract） 动物的肝提取物，可以预防和治疗贫血，增加血红细胞数量。

维生素 B12 可以和叶酸共同治疗贫血，与医生联系确定是否需要在化疗中增加维生素 B12 和叶酸。贫血是癌症患者常见的治疗副作用之一，服用维生素 B12 和叶酸甚至可以帮助患者恢复到血液检测的正常水平（Naurath et al.，1995）。

维生素 E 可以保护骨髓（详见本书第 6 章）。

硒 可以保护化疗患者的白细胞（Asfour et al.，2006）。

以下营养保健品特别适合缓解患者出现的与血液相关的症状：

贫血（血红细胞数量减少） 肝浸粉、维生素 B12、叶酸、烷基甘油和水解乳清蛋白。

白细胞(白血球)数量减少 依诺金、黄芪、维麦康、人参(产于美国、中国或西伯利亚)、紫锥花、南非醉茄、烷基甘油、维生素 E、维生素 C、锌、硒、谷氨酰胺（每天 2~4 克）。

骨髓抑制 依诺金、烷基甘油、维生素 E。

血小板减少 南非醉茄、烷基甘油。

神经系统症状

焦虑症和抑郁症：如果患者不愿意服用处方药物来治疗焦虑症和抑郁症，还有很多可供选择的办法。千万不要忽视了谈话治疗（心理咨询）的作用，和专业人员（心理咨询师）诉说自己的问题，和知己分享自己的心事，都是行之有效的方法。尽管约翰草（St. John's wort）常常被用来治疗抑郁症，但是因为它具有轻微的刺激作用，所以它可能不适合用来治疗伴随焦虑症的抑郁症。而且它的感光性很强，患者服用后不能晒太阳。其实，还有很多中草药都有镇静作用，如黄芩、西潘莲、洋甘菊和薰衣草精油。锂乳清酸虽然不是处方药物，但是具有锂的营养价值。它可以补充人体大脑所需的营养，有助于恢复正常情绪，不过在使用之前一定要咨询专业人员的意见。适当的运动和锻炼也必不可少，它们能刺激体内内啡肽（大脑快乐源泉）的分泌。芳香疗法、针灸和按摩也可减轻压力和刺激内啡肽分泌。

头疼 建议使用镁乳清酸和天冬氨酸治疗头疼和痉挛。在患者颈部和肩部擦拭薄荷油或加入迷迭香的薄荷油也会带来意外的惊喜。

失眠 加纳籽（griffonia）提取物 5- 羟色胺酸和色氨酸可

以缓解失眠症状。其他一些中草药，如缬草、甘菊、黄芩和西番莲，也能安眠镇静。如果向往更轻松悠闲的生活方式，那么芳香疗法、针灸和按摩等放松身心的方法都是不错的选择。

周围神经病变　α-硫辛酸（每天200~400毫克）、针灸和维生素E（每天600国际单位（IU））有助于患者预防因化疗引起的神经病变（Argyriou et al.，2005）。来自鱼油和其他食品的 ω-3（omega-3）脂肪酸也具有类似的作用。卵磷脂中的磷脂酸胆碱有利于保护神经膜。B族维生素，特别是维生素B6和维生素B12，同样也可以预防神经病变。

认知能力下降（认知障碍）　所谓的"聪明药"——莫达非尼可以改善正接受化疗的乳腺癌患者的认知功能（Whyche，2007）。酒精和糖类食品会加重患者的认知障碍症状。人参（每天1 000~2 000毫克）有助于保护神经组织（Barton et al.，2007）。α-硫辛酸（每天200~600毫克）可以缓解因老化引起的认知能力下降症状，它也是不错的抗氧化剂，对癌症患者可能同样有效（Hager et al.，2001）。

心血管症状

目前，已有证据表明维生素 E 可以保护心血管（Nandave et al.，2007）。虽然人体实验还有待于进一步研究，但是研究已证实维生素 E 能提高阿霉素（多柔比星）的治疗效果（Puri et al.，2001）。动物和人体实验都发现，每天使用 100 毫克的辅酶 Q10，可以有效减少阿霉素对心血管造成的危害（Judy et al.，1984）。建议患者服用大剂量的液态辅酶 Q10（每天 200~300 毫克），也许价格不菲，不过这对于正接受化疗和放疗的患者至关重要。牛磺酸（每天 1 000~2 000 毫克）同样可以保护患者的心血管系统。在服用以上所有药物或营养保健品的之前，都务必向患者的医生咨询。

皮肤疼痛和水疱

如果患者手掌和脚掌出现红肿、疼痛、水疱、溃疡或颜色变化等，那么可以在接受治疗期间和接受治疗之后，每天使用 450 国际单位（IU）的维生素 E，这些不适症状将得到缓解（Kara，Sahin & Erkisi，2006）。在患者局部皮肤上擦拭二甲基亚砜

（DMSO）（每天 4 次，每次 12 滴），也能在 1~3 周内缓解
症状（Lopez et al.，1999）。

术后恢复

在患者手术恢复期间，蛋白水解酶有助于消除炎症
（Tassman, Zafran & Zayon，1964），预防组织粘连和疤痕，
减缓癌症转移和扩散（Cohen et al.，1999）。服用大剂量的药
物应该在手术结束后最初的时期。根据手术实际情况和伤口大
小，在术后最初的 2~5 天的时期，每天 2~5 次，在餐前或餐后
1 小时，使用 1 000 毫克菠萝蛋白酶（菠萝酶）、1 200 毫克木
瓜蛋白酶（木瓜酶）和 2 000 毫克胰酶，会显著改善术后不适
症状，有利于术后恢复（Vinzenz，1991）。

针灸的作用

正如本章之前所说，专业的针灸和按摩有利于缓解患者
出现的很多症状，特别是与压力有关的各种症状。针灸可以缓

解因化疗引起的恶心症状。现在，关于针灸、生姜、冥想的大量研究证实（Streitberger, Ezzo & Schneider，2006），它们都有利于正接受化疗的患者的康复（http://my.clevelandclinic.org）。针灸还有助于缓解乳腺癌患者化疗后的疲劳乏力和潮热盗汗等症状（Walker et al.，2008）。美国肺部医师学会的指导手册中明确提出，建议把针灸用于肺癌患者的术后恢复，特别是出现疲劳乏力、神经病变、认知能力下降、恶心呕吐和呼吸困难等症状的患者（Cassileth et al.，2007）。美国杜克大学（DU）的研究人员发现，术前和术后接受针灸治疗的癌症患者的术后疼痛明显减轻（Sun et al.，2008）。杜克大学的其他研究者还发现，针灸对于缓解头疼、恶心和呕吐症状也有明显效果。当然，针灸最大的好处之一是减轻传统常规治疗给患者造成的压力。

基本的治疗和恢复协议

减轻压力 推荐针灸、按摩、芳香疗法，甚至是打高尔夫球。

饮用果汁 建议可以尝试一下，一天只喝果汁。开始时，早晨饮用石榴汁或混合果汁。如果没有条件，可以用小越莓汁或淡柠檬汁代替。白天饮用各种果蔬汁。最好是现榨的果蔬汁，如果家里没有榨汁机，建议购买一个，这样就能在自己需要的时候，随时喝到新鲜的果蔬汁。推荐胡萝卜-芹菜-苹果汁（最好是青苹果）和白菜-芹菜-莴笋-苹果汁。一般而言，绿色蔬菜，如羽衣甘蓝，都是不错的选择。有的人喜欢在榨汁时加入一点儿芥末、香菜和生姜来调味。还有的人会加入小麦和谷类食品。我觉得这些都没有固定的模式，我们可以依据自己的口味来确定。如果需要减轻术后不安感，木瓜汁、甘菊茶都会带来温暖的感觉，同时有助于睡眠。我们也可以根据自己的需要选择味噌汤等各种汤汁。

5日膳食疗法　在5日膳食疗法正式开始之前，务必先进行1~2天的尝试。提前制定自己的食谱，以便更了解自己的健康状况，安排最适合自己的膳食治疗。建议在饮食中增加蛋白质，食用坚果牛奶、杂粮牛奶、谷类牛奶和其他富含蛋白质的营养保健品。我们可以向医生、营养师和专业人员咨询，找到适合自己的食品和营养保健品。我们还可以根据每天的身体实际情况，对自己的食谱进行修改和调整。另外，一定保证每天摄入足够的新鲜的水果和蔬菜。如果身体很容易感到疲劳乏力，可以适当增加一些水解乳清蛋白物质，有利于补充血红细胞和身体能量。不过，有的人也许对奶制品过敏，则更需要慎重选择合理膳食。

营养保健品 务必与患者的主治医生讨论是否服用营养保健品，以及怎样选择和服用合适的营养保健品，本书的第 6 章也有相关介绍。

患者的症状

请在下表中列出目前患者最关心的症状：

_____

_____

_____

_____

_____

_____

_____

_____

_____

_____

相关问题

请在下表中列出读完本书后，您或患者感觉需要与医生和
专业人员讨论的各种相关问题：

_____

　　　　　　　　_____

_____

　　　　　　　　_____

_____

　　　　　　　　_____

_____

　　　　　　　　_____

_____

　　　　　　　　_____

译后记

　　《癌症可以战胜——提升机体抗癌能力的身心灵方法》这本书会让您在通俗的讲解中了解癌症，也将引导您从癌症的恐惧或痛苦中走出来。总之，本书为广大读者提供了一个重要的理念，即癌症的发生源于生活，其预防和治疗也要基于生活。癌症的出现有外界环境的影响，但是就个人而言，如果我们注重保持健康的生活方式，遵循合理的饮食和作息习惯，那么癌症的阴霾就会渐行渐远。癌症的预防和治疗并非一朝一夕之事，要获得到满意的效果，就必须持之以恒。

　　全书由主译雷秀雅承担翻译原则的确定与校对工作，主译郭成承担主要章节的翻译工作，其中，第6章、第7章、第9章分别由刘愫、杨振、任丽红承担翻译工作。

　　最后，感谢《癌症可以战胜——提升机体抗癌能力的身心灵方法》的作者，感谢他在人类抗癌防癌历程中作出的贡献。同时，感谢重庆大学出版社，是他们将这本好书引入中国。

　　在这里我们更要把祝福送给那些不幸患上癌症的人们，祝愿他们早日康复。

译　者

2011.8.23 于北京

鹿鸣心理（心理自助系列）书单

书　名	书　号	出版日期	定价
《聆听心声——成功女性的选择》	ISBN：9787562444299	2008 年 4 月	16 元
《艺术地生活》	ISBN：9787562443025	2008 年 5 月	35 元
《思维方程式》	ISBN：9787562446750	2008 年 12 月	18 元
《卓越人生的 8 个因素》	ISBN：9787562447733	2009 年 3 月	36 元
《家有顽童——孩子有了多动症怎么办》	ISBN：9787562448266	2009 年 5 月	18.5 元
《疯狂》	ISBN：9787562448600	2009 年 8 月	29.8 元
《找到自己的北极星》	ISBN：9787562452355	2010 年 1 月	39 元
《思想与情感》	ISBN：9787562452744	2010 年 5 月	32 元
《不羁的灵魂：超越自我的旅程》	ISBN：9787562453628	2010 年 5 月	25 元
《创伤后应激障碍自助手册》	ISBN：9787562459460	2010 5 月	38 元
《生命逝如斯 揭开自杀的谜题》	ISBN：9787562459477	2011 年 7 月	25 元
《良知泯灭：心理变态者的混沌世界》	ISBN：9787562462941	2011 年 12 月	25 元
《我的躁郁人生》	ISBN：9787562467427	2012 年 6 月	29.8 元
《大脑使用手册》	ISBN：9787562467199	2012 年 7 月	45 元
《自我训l练：改变焦虑和抑郁的习惯》	ISBN：9787562470151	2012 年 10 月	36 元
《改变自己：心理健康自我训练》	ISBN：9787562470144	2012 年 10 月	32 元
《梦境释义》	ISBN：9787562472339	2013 年 3 月	39 元
《暴食症康复指南》	ISBN：9787562473008	2013 年 5 月	45 元
《厌食症康复指南》	ISBN：9787562473886	2013 年 7 月	39 元
《抑郁症：写给患者及家人的指导书》	ISBN：9787562473220	2013 年 7 月	20 元
《双相情感障碍：你和你家人需要知道的》	ISBN：9787562476535	2013 年 9 月	56 元
《羞涩与社交焦虑》	ISBN：9787562476504	2013 年 9 月	38 元
《洗脑心理学》	ISBN：9787562472223	2013 年 10 月	46 元
《学会接受你自己：全新的接受与实现疗法》	ISBN：9787562476443	2013 年 12 月	45 元
《辩证行为疗法：掌握正念、改善人际效能、调节情绪和承受痛苦的技巧》	ISBN：9787562476429	2013 年 12 月	38 元
《关灯就睡觉：这样治疗失眠更有效》	ISBN：9787562482741	2014 年 8 月	32 元
《心理医生为什么没有告诉我》	ISBN：9787562476450	2014 年 9 月	76 元
《强迫症：你和你家人需要知道的》	ISBN：9787562476528	2014 年 9 月	56 元
《远离焦虑》	ISBN：9787562476511	2015 年 1 月	52 元
《神奇的 NLP：改变人生的非凡体验》	ISBN：9787562490302	2015 年 6 月	39 元
《自闭症谱系障碍：针对性干预方案设计和社交技能训练》	ISBN：9787562490289	2015 年 6 月	52 元
《登天之梯——一个儿童心理咨询师的诊疗笔迹》	ISBN：9787562491316	2015 年 7 月	46 元
《抑郁症的非药物疗法》	ISBN：9787562490241	2016 年 4 月	59 元
《癌症可以战胜——提升机体抗癌能力的身心灵方法》	ISBN：9787562495000	2016 年 5 月	49 元

请关注鹿鸣心理新浪微博：http://weibo.com/555wang，及时了解我们的出版动态，@鹿鸣心理。

图书在版编目（CIP）数据

癌症可以战胜：提升机体抗癌能力的身心灵方法 /
（美）肯纳（Kenner, D.）著；雷秀雅，郭成译. —重庆：
重庆大学出版社，2016.5
　（心理自助系列）
　书名原文：the whole-body workbook for cancer
　ISBN 978-7-5624-9500-0

Ⅰ.①癌… Ⅱ.①肯…②雷…③郭… Ⅲ.①癌—防
治 Ⅳ.①R73

中国版本图书馆CIP数据核字（2015）第246388号

癌症可以战胜
　　——提升机体抗癌能力的身心灵方法

（美）丹·肯纳（Dan Kenner）　著

雷秀雅　郭　成　译

策划编辑：王　斌
责任编辑：敬　京
责任校对：张红梅

重庆大学出版社出版发行
出版人：邓晓益
社址：（401331）重庆市沙坪坝区大学城西路21号
网址：http://www.cqup.com.cn
重庆市国丰印务有限公司印刷

开本：710mm×1000mm　1/16　印张：16.5　字数：143千
2016年5月第1版　　2016年5月第1次印刷
ISBN 978-7-5624-9500-0　定价：49.00元